健康中国　原创科普

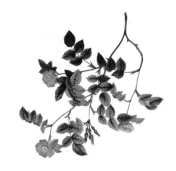

人民警察

杨青敏　主编

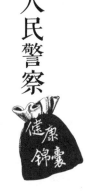

健康锦囊

上海交通大学出版社
SHANGHAI JIAO TONG UNIVERSITY PRESS

内容提要

本书以春、夏、秋、冬四个季节为主线，列举了人民警察在各个季节易发的疾病。由于工作压力大、劳累、因工作特殊性难以劳逸结合，以及有时要应对突发事件，易发生焦虑症和抑郁症等心理问题；由于训练强度大、执法任务重，易受外伤；交警因长时间的站立，膝关节容易受损，吸入灰尘、汽车废气使得罹患支气管炎和哮喘的风险增加。

本书重在强调疾病的预防和护理，旨在向人民的卫士普及健康科普知识，希望改善其健康状况，使人民警察拥有健康的身体，更好地为保障社会安全做贡献。

图书在版编目(CIP)数据

人民警察健康锦囊/杨青敏主编.—上海:上海交通大学出版社,2019
ISBN 978‐7‐313‐21355‐6

Ⅰ.①人… Ⅱ.①杨… Ⅲ.①警察—保健—基本知识 Ⅳ.①R161

中国版本图书馆 CIP 数据核字(2019)第 170211 号

人民警察健康锦囊

主　　编：杨青敏

出版发行：上海交通大学出版社		地　　址：上海市番禺路 951 号
邮政编码：200030		电　　话：021‐64071208
印　　制：常熟市文化印刷有限公司		经　　销：全国新华书店
开　　本：710mm×1000mm　1/32		印　　张：7.125
字　　数：128 千字		
版　　次：2019 年 9 月第 1 版		印　　次：2019 年 9 月第 1 次印刷
书　　号：ISBN 978‐7‐313‐21355‐6/R		ISBN 978‐7‐89424‐194‐8
定　　价：32.00 元		

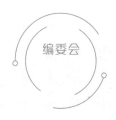

编委会

健康中国，科普先行

"没有全民健康，就没有全面小康""健康长寿是我们共同的愿望"……悠悠民生，健康最大。人民健康是民族昌盛和国家富强的重要标志，习近平总书记在十九大报告中提出的实施健康中国战略，是新时代健康卫生工作的纲领。2019 年 7 月 16 日，国务院健康中国行动推进委员会正式对外公布《健康中国行动（2019—2030 年）》文件，提出到 2030 年的一系列健康目标，围绕疾病预防和健康促进两大核心，提出将开展 15 个重大专项行动，促进以治病为中心向以人民健康为中心转变，努力使百姓、群众不生病、少生病。

此外，我国劳动者群体面临的一大健康问题就是慢性疾病的预防和健康教育知识的普及，而职业健康问题也日益凸显，我国由此提出了"全人、全程、全生命"的健康管理理念。今后要将慢病管理的重点转向一级预防，健康的关键在于防患于未然。早发现、早诊断、早治疗的三级管理目标的落地实施，除了依靠医务人员的努力之外，更是离不开每个个体的积极配合。

随着我国经济的快速发展和物质生活水平的不断提高,如何才能健康长寿,成为百姓和群众最关心的事情,也迫切要求我们通过开展健康科普工作,将健康领域的科学知识、科学方法、科学精神向公众普及传播,不断提升健康教育信息服务的供给力度,更好地满足百姓和群众的健康需求。科普书籍赋予百姓、群众医学健康科普教育知识,让人们听得懂、学得会、用得上,更好地进行健康自我管理,促进身心健康。

在此契机下,复旦大学附属上海市第五人民医院南丁格尔志愿者科普团队以及医务护理专家及研究生团队,十几年来致力于慢病科普、社区健康管理及医院-社区-家庭健康教育的科普工作,撰写了健康科普丛书共20余本。此次在前期研究的基础上,历时3年,坚持理论与实践相结合,以"需求导向"为原则,组织撰写了"职业健康科普锦囊丛书",力求帮助工人、农民、军人、警察、照护者、教师、司乘人员、社会工作者、白领和医务工作者10个职业的人群了解健康管理知识,更深层次地体现职业健康管理科普的教育作用。

"小锦囊,大智慧",各个职业因为工作性质不同,劳动者工作环境和生活方式存在很大差异,因而形成了各自行业中高发的"生活方式病",本丛书以这些"生活方式病"的预防和护理为出发点,循序渐进,层层深入,力求帮助各行业的劳动者形成一种健康的生活方式,不仅是"治病",更是"治未病",以达到消除亚健康、提高身体素质、减轻痛苦的目的,做好健康保障、健康管理、健康维护,帮助民众从透支健康的生活模式向呵护健康、预防疾病、促进幸福的新健康模式转换,为健康中国行动保驾护航!同时,本丛书在编写时引入另外一条时间主线,按照春、夏、秋、冬季节交替,收集每个季节的高发疾病,整理成册,循序渐进。其中,对于有些行业在相同季节发病率都较高的疾病,如春季易发呼吸系统疾病,夏季泌尿系统和消化系统疾病高发,冬季心脑血管疾病危害大,即使是相同的疾病,由于患者的职业不同,护理措施和方法也不一样。

这套职业健康科普丛书,源于临床,拓展于科普,创于实践,推广性强,凝聚着南丁格尔科普志愿者团队的智慧和汗水,在中华人民共和国70华诞之际,谨以此书献给共和国的劳动者。在丛书即将出版之际,我们感谢上海市科学技术委员会(编号:17dz2302400)、上海市科学技术委员会科普项目(编号:19dz2301700)和闵行区科学技术协会(编号:17-C-03)对我们团队提供的基金支持。感谢参与书籍编写工作的所有医务工作者、科普团队、志愿者、研究生团队对各行各业劳动者的关心，对健康科普和健康管理工作的热情，共同为"健康中国 2030"奉献自己的力量！

献给人民的
卫士——
人民警察

和平年代的万家灯火，背后是人民警察的艰辛执勤，甚至是以鲜血和生命为代价的守护。人民警察包括国家安全机关、公安机关、监狱、消防、劳动教养管理机关的警察以及人民法院、人民检察院的司法警察等。正是有了人民警察年复一年、日复一日的安全守护，才有了社会的稳定繁荣，才有了我们可以切身体会到的生活安全感。在提倡奉献精神、牺牲精神的同时，人民警察的健康也理应得到全社会的守护，我们应当感恩他们的付出，体谅他们的艰辛，保护他们的健康。

司法警察长期伏案工作、看文件，运动和休息相对较少易造成颈椎受损，使得罹患颈椎病、腰椎间盘突出的风险增加；公安警察由于训练强度大、执法任务重，常出现多种关节病或外伤；交警因长时间的站立，膝关节容易受损，导致膝关节患退行性骨关节炎，工作环境使他们经常吸入灰尘、汽车废气等，增加了患支气管炎和哮喘的风险。人民警察普遍工作压力大、劳累，因工作特殊性难以劳逸结合以及有时要应对突发事件，因此易发生焦虑症和抑郁症等心理问题。

本书根据人民警察的职业特点，以通俗易懂的笔墨和生动形象的图画，从生理、心理、社会、环境等方面，从春、夏、秋、冬四个季节对他们的常见职业病展开描述，旨在向热心奉献的人民卫士提供健康职业管理科普教育知识，改善其健康状况，使他们能更好地为保障社会安全做贡献。

此书献给人民警察，这本科普原创由复旦大学附属上海市第五人民医院的一线临床资深医务护理工作者和研究生团队、南丁格尔志愿者团队撰写，编者们将多年工作经验融汇其中，凝聚着对警察朋友无私奉献的感谢之情和崇敬之意，投入了对科普健康教育的饱满热情，感谢每一位编者的不懈努力和付出，本书的出版得到了复旦大学附属上海市第五人民医院党办、院办、科研科、教育科、医务科、护理部及各部门领导及同行们的大力支持，感谢为本书付出辛勤努力的每一位成员！

最后，感谢数十年如一日默默奉献、无悔工作的人民警察，希望这本书能为您的健康自我管理提供一些帮助。作者作为最普通的医务工作者把本书献给他们，也送去我们南丁格尔志愿者的一份心愿。

2019，我们聆听习总书记的新年寄语——"我们都在努力奔跑，我们都是追梦人"，为健康中国2030，大家一起努力！

曹健敏　张蕾

目录

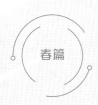

春篇

1 流行性感冒/ 003
2 鼻（咽）炎/ 006
3 支气管哮喘/ 009
4 肺尘埃沉着病（尘肺）/ 012
5 肺癌/ 015
6 生理性疲劳/ 018
7 消化性溃疡/ 021
8 胃癌/ 025
9 慢性腹泻/ 029
10 亚急性甲状腺炎/ 032
11 过敏性紫癜/ 035
12 急进性肾小球肾炎/ 040
13 心肌炎/ 043

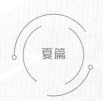

夏篇

14 中暑/ 049
15 光敏性皮炎/ 053
16 低钾血症/ 056
17 噪声性耳聋/ 059
18 病毒性肝炎/ 062
19 急性胰腺炎/ 065
20 胆囊炎/ 068
21 糖尿病/ 072
22 下肢静脉曲张/ 077
23 功能性消化不良/ 080
24 淹溺/ 082
25 电击伤/ 085
26 偏头痛/ 088
27 失眠症/ 091
28 毒蛇咬伤中毒/ 094

29　沙眼/ 101

30　便秘/ 104

31　原发性高血压/ 107

32　冠心病/ 111

33　脂肪肝/ 115

34　高脂血症/ 119

35　关节炎/ 123

36　风湿病/ 126

37　痔疮/ 129

38　半月板损伤/ 132

39　冻伤/ 137

40　干眼/ 141

41　急性支气管炎、肺炎/ 144

42　慢性阻塞性肺疾病/ 147

43　前列腺炎/ 151

44　前列腺增生/ 154

45　颈椎增生/ 157

46　腰椎间盘突出症/ 162

47　缺铁性贫血/ 167

48　心理问题/ 170

49　急性心肌梗死/ 174

50　气胸/ 177

51　烧伤/ 180

大健康管理/ 187

体检小贴士/ 198

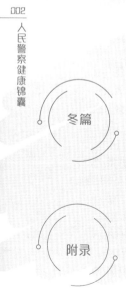

秋篇

冬篇

附录

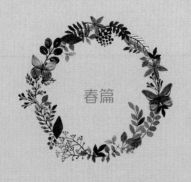

春篇

春天从这美丽的花园里走来
就像那爱的精灵无所不在
每一种花草都在大地黝黑的胸膛上
从冬眠的美梦里苏醒
　　　　　　　——雪莱

1

流行性感冒

一、疾病简介

流行性感冒（以下简称"流感"）是由流感病毒引起的急性呼吸道传染病。流感的传染性强，在短时间内使很多人患病，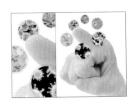

发病率为各种传染性疾病之首，常在春季流行。

二、常见病因

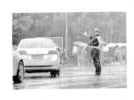

（1）流感通过空气和飞沫传播，由于工作原因，在流感高发期暴露于污染环境中。

（2）户外工作容易受凉、淋雨、过度疲劳，导致免疫力下降。

三、常见症状

（1）潜伏期多为1～3天，全身症状较重但呼吸道症状并不严重。

（2）全身乏力，头痛，肌肉酸痛（中毒症状重）。

（3）轻度上呼吸道症状，如咽部干痛、鼻塞、流涕、打喷嚏、咳嗽为干咳，少数患者有胃肠道症状。

（4）突发性高热是首发症状，在 1～2 天达高峰，体温可高达 39～40℃，发热 3～4 天后退热，1 周左右症状随之消失，上呼吸道症状及乏力可持续 2 周左右，体力恢复亦较为缓慢。

流感与普通感冒鉴别如下表所示。

分类/症状	流感	普通感冒
发热	高热 3～4 天	较少
头痛	头痛欲裂	较少
全身酸痛	严重	轻微
虚弱倦怠	持续 2 周	轻微
精疲力竭	前几天会有	不一定会有
鼻塞	会有	多半会有
打喷嚏	会有	多半会有
喉咙痛	会有	多半会有
胸闷/咳嗽	会变严重	轻微/干咳

四、预防与治疗

1. 预防

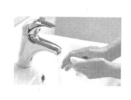

季节性流感在人与人之间传播能力很强，与有限的有效治疗相比积极防控更为重要。

（1）保持良好的个人卫生习惯。①勤洗手，用肥皂水和流动水洗手，避免脏手接触口、眼、鼻，特别是从人群密集的地方外出回家后。②咳嗽、

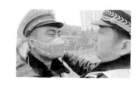

打喷嚏时要使用纸巾掩住口鼻,不要对着他人。③流感高发期,户外工作应尽量佩戴口罩。

（2）保持环境卫生,经常开窗通风。

（3）接种疫苗。

（4）增加体育锻炼,如散步、慢跑、做操等,增强体质,合理安排活动量,避免过度疲劳。

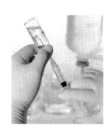

2. 治疗

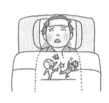

（1）及时就医。流感流行期间如出现流感样症状应及时前往医院呼吸科就诊,并减少与他人接触,尽量居家休息,必要时住院治疗。

（2）饮食宜清淡,注意多饮水。

（3）戒烟限酒。

五、护理小贴士

（1）安置于单人房间。

（2）房间通风良好,定时用食醋熏蒸消毒。

（3）照护者应戴口罩,对患者呼吸道分泌物、污物应进行消毒。

（4）对高热患者可以使用物理降温或遵医嘱使用降温药。

（5）给予营养丰富、易消化的清淡饮食。

（6）如有病情加重应及时就医。

2

鼻（咽）炎

一、疾病简介

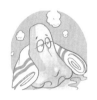

鼻咽部黏膜、黏膜下和淋巴组织的炎症即为鼻咽炎，分为急性鼻咽炎和慢性鼻咽炎。

二、常见病因

（1）户外工作。如高温、粉尘、烟雾、刺激性气体等均可引起本病。

（2）公共场所。以柯萨奇病毒、腺病毒、副流感病毒多见，鼻病毒及流感病毒次之，通过飞沫和密切接触而传染。

三、常见症状

（1）鼻咽部干燥不适，有黏稠样分泌物不易咳出，故患者咳嗽频繁，常伴有恶心。

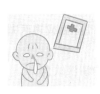

（2）常感到有鼻塞、打喷嚏、流清（脓）鼻涕、鼻咽部发痒、干咳痛有异物感、呼吸困难、头昏头痛、乏力、嗅觉减退、记忆力下降等临床症状。

（3）严重者有声嘶、咽痛、头痛、头晕、乏力、消化不良、低热等全身或局部症状。

四、预防与治疗

1. 预防

（1）预防鼻咽炎要注意保暖，尤其是鼻炎患者，春季乍暖还寒时，更要注意保暖。

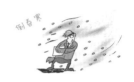

（2）增强人体免疫力。可通过游泳、跑步等规律性运动增强体质。

（3）多吃新鲜蔬菜、水果。但要注意不可吃冷食，尤其是在春季禁忌喝冰镇饮料等冰凉食物。多吃富含蛋白质的食物，如牛奶、鲜鱼、大豆等。

（4）改正吸烟、饮酒、熬夜等不良嗜好和习惯，注意个人卫生，做好周围环境的清洁工作。

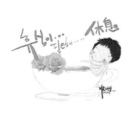

（5）鼻咽炎患者可伴有鼻咽部干燥、刺痛、发热等症状。平时要注意多饮水，充分休息，保证周围空气清新，避开辛辣刺激性食物等。

（6）如发现高热、咳嗽、胸闷、恶心等症状，要及时到医院接受诊治，以免错过治疗的最佳时期。

2. 治疗

（1）无全身症状或症状较轻者，可局部含漱复方硼砂溶液,酌情选用各种含片及中成药。

(2) 全身症状较重伴有高热者要及时到耳鼻喉科就诊,根据医嘱用药。应卧床休息,多喝水及进食流食。

五、护理小贴士

(1) 保持室内合适的温度和相对湿度,保持空气清新。

(2) 保证充足的睡眠,不要熬夜,做到起居有常。

(3) 功能锻炼:进行转颈运动、叩齿、鼓腮、微笑和张口等锻炼。

(4) 饮食应清淡、易消化而富有营养,少食多餐,多吃新鲜水果和蔬菜。

(5) 用温水冲洗鼻腔,每日 1~2 次,每次 60 ml,待症状减轻后可改为每日 1 次。

(6) 若有黄涕疑有感染时,可在鼻腔冲洗干净后用红霉素眼膏或金霉素眼膏用无菌棉签涂擦于鼻腔内。

(7) 如夜间鼻腔内干燥,可在医生指导下用鼻腔内专用的润滑剂涂擦。还可以在房间内放一盆水或湿毛巾湿化空气。

3

支气管哮喘

一、疾病简介

支气管哮喘是由于过敏或非过敏因素引起的一种支气管反应性过度增高的疾病，以支气管发生可逆性的阻塞为特点。

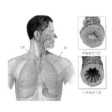

二、常见病因

（1）户外工作长期暴露于粉尘、汽车尾气、雾霾等污染环境中。

（2）工作压力大，机体抵抗力下降，导致气道慢性炎症、气道高反应性，还有气道神经调节失常、遗传机制、呼吸道病毒感染、神经信号转导机制和气道重构及其相互作用等。

三、常见症状

反复发作的呼气性呼吸困难，常伴有哮鸣音、气急、喘息、咳嗽、咳痰和胸闷等症状。

四、预防与治疗

1. 预防

（1）衣着宽松、舒适。

（2）饮食以营养丰富、清淡为主，避免进食诱发哮喘的食物，如鱼、虾、蛋等。

（3）避免接触刺激性气体、烟雾、灰尘和油烟等，居室内不放花、草、地毯、毛织品等；戒烟及避免被动吸烟。

（4）鼓励患者加强体育锻炼，增强体质，注意保暖，外出戴口罩，避免受凉以预防上呼吸道感染。

（5）保持心情舒畅，避免精神紧张和剧烈运动。

（6）指导患者正确用药，了解各种吸入剂的使用方法、目的及重要性，告知各种药物的使用注意事项及激素的不良反应等。

（7）告知患者识别哮喘发作的先兆症状，如出现胸部发紧、呼吸不畅、喉部发痒、打喷嚏、咳嗽等症状时应及时就诊，并采取预防措施。

（8）避免接触过敏原。可注射气管炎疫苗或脱敏抗原，增强机体非特异性免疫功能。

2. 治疗

（1）氧疗：给予鼻导管吸氧 1～3 L/min，呼吸困难者可予面罩供氧 6～8 L/min。

（2）止咳排痰：①协助患者排痰，指导有效咳嗽；指导痰液黏稠者多饮水，若患者心、肾功能正常，每天应饮水 2 500～3 000 ml。②遵医嘱使用止咳化痰药物，雾化吸入，并注意观察用药效果。

（3）掌握解痉平喘药物、糖皮质激素类药物的正确使用方法,同时注意观察药物的疗效及不良反应。

五、护理小贴士

(1)急性发作时为患者取舒适的坐位或半坐位,使其衣着宽松。

(2)急性发作时勿进食,缓解期给予营养丰富、高维生素的清淡流质或半流质饮食,多吃水果和蔬菜,多饮水,勿食易过敏的食物。

(3)保持病室洁净、温度、相对湿度适宜,通风良好。

(4)关心、体贴患者,缓解患者的紧张情绪。

4

肺尘埃沉着病（尘肺）

一、疾病简介

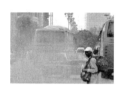

肺尘埃沉着病（俗称尘肺），是由于长期处于充满尘埃的场所，吸入大量灰尘，导致末梢支气管下的肺泡积存灰尘，一段时间后肺内发生变化，形成纤维化灶。最终导致以肺组织弥漫性纤维化为主的全身性疾病。

二、常见病因

（1）户外工作时间长，长期暴露于粉尘、汽车尾气、雾霾等污染环境中。

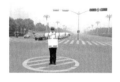

（2）工作压力大，机体抵抗力下降。

三、常见症状

（1）早期没有自觉症状或症状很轻微。

（2）咳嗽、咯痰：早期咳嗽不明显，多与季节气候变化有关；咳痰量不多，多为灰色稀薄痰，少数患者可有血痰。

（3）胸痛：一般为隐痛，也可胀痛、针刺样胸痛,多位于前胸中上部的一侧或两侧。

四、预防与治疗

1. 预防

（1）关注每日的"空气污染指数（air pollution index，API）"，合理安排作息及个人防护。

空气污染指数（API）	空气质量状况	对健康的影响	防护措施
0~50	优	可正常活动	
51~100	良		
101~150	轻微污染	健康人群出现呼吸道刺激症状	减少外出活动
151~200	轻度污染	过敏体质者,过敏症状轻度加剧	佩戴防护口罩
201~250	中度污染	健康人群普遍出现症状	避免室外剧烈运动佩戴
251~300	中度重污染	心肺疾病患者症状显著加剧	防护口罩及时就医
>300	重污染	健康人群运动耐力降低,有明显强烈症状	加强防护出现症状及时就医

（2）需要在污染环境下工作的,必须做好个人防护。戴防尘口罩,选择具备 GB2626—2006 标准的颗粒物防护口罩。

（3）定期进行体格检查,定期拍摄胸部 X 线片。

（4）定期监测环境空气中粉尘的浓度。

（5）预防感冒，增强人体抵抗力。

（6）坚持体育锻炼，参加体育活动和有氧运动，以增强肺部功能。

2. 治疗

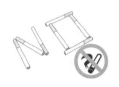

（1）及时就医：有明显咳嗽胸痛时应及时前往医疗机构呼吸科就诊。

（2）加强营养，增加机体抗感染能力。

（3）戒烟限酒。

五、护理小贴士

（1）呼吸系统感染：主要是肺内感染，是最常见的并发症。

（2）自发性气胸。

（3）肺结核。

（4）肺癌及胸膜间皮瘤。

（5）慢性肺源性心脏病。

（6）呼吸衰竭。

5

肺癌

一、疾病简介

肺癌是发生于支气管黏膜上皮的恶性肿瘤,是当前世界各地最常见的肺原发性恶性肿瘤,其发病率占肿瘤之首,近 50 年来肺癌的发病率和病死率迅速上升,男性患者癌症病死率中肺癌已居首位。

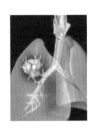

二、常见病因

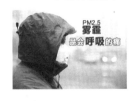

（1）吸烟。

（2）大气污染。由于工作需要长期暴露于粉尘、尾气、雾霾等污染环境中,特别是空气中漂浮的颗粒物(PM)2.5 增加了肺癌的发病风险。

（3）长期户外工作。接触不良气体及沥青、煤焦油等放射性物质使肺癌发病的概率增加。

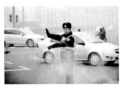

（4）工作压力大导致代谢、内分泌功能失调,免疫功能降低。

三、常见症状

（1）早期没有自觉症状，容易忽视。咳嗽为最常见的早期症状，通常为刺激性干咳。

（2）低热（37.3～38℃），用药后可暂时好转，但很快复发。

（3）胸部胀痛：主要表现为闷痛、隐痛，部位不固定，胀痛持续发生说明病变累及胸膜可能。

（4）痰中带血：呈间歇或断续出现。

（5）胸部侵犯症状：声音嘶哑、吞咽困难等。

四、预防与治疗

1. 预防

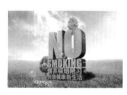

（1）戒烟。

（2）雾霾天气的个人防护。① 戴口罩；② 不戴隐形眼镜；③ 随身带包湿巾；④ 多喝水；⑤ 尽量用鼻呼吸；⑥ 回家洗脸漱口清洁鼻腔。

（3）关注每日"空气污染指数（API）"，合理安排户外工作时间。

（4）健康的生活习惯：合理膳食，多吃富含叶红素、维生素 E 的水果蔬菜，粗制的谷类。不吃辛辣刺激的食物，少吃烟熏食品，不吃霉变食品。

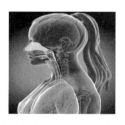

① 各种油料种子及植物油：如玉米、芝麻、花生油、棉籽油、豆油等。② 肉、蛋、奶和鱼肝油中也含有维生素 E。③ 猕猴桃、坚果(杏仁、榛子和胡桃)、菠菜和羽衣甘蓝、甘薯、山药、莴苣、卷心菜等。

（5）保持良好的情绪，积极乐观。

（6）经常参加体育锻炼，提高机体免疫力。

2. 治疗

（1）定期进行健康体格检查。定期行胸部 X 线检查或肺部 CT 扫描检查，肺癌早期筛查是降低肺癌病死率、提高生存率的唯一途径。

（2）及时就医。在出现刺激性干咳、痰中带血等症状时应及时前往医疗机构的呼吸科就诊。

五、预防小贴士

1. 一级预防

（1）禁止和控制吸烟。

（2）保护环境。

（3）职业因素的预防。

（4）科学饮食。

2. 二级预防

肺癌的筛查和早期诊断，早诊早治。对于 45 岁以上的吸烟高危人群，以及患有慢性支气管炎、肺气肿和陈旧性肺结核等患者定期进行肺部检查。

3. 三级预防

肺癌患者手术或放射治疗后为康复预防。

6

生理性疲劳

一、疾病简介

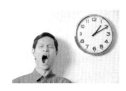

生理性疲劳是人们在日常活动中产生的一种不适的主观感觉，只要经过一定时间休息，疲劳可以完全消除。任何生理性疲劳的产生都有明确原因，如体力疲劳是在繁重或长时间的体力活动时出现等，生理性疲劳一般经过休息都会消除；当人体在持续长时间、大强度的体力活动时，肌肉（骨骼肌）群持久或过度收缩，会产生疲劳毒素，如在肌肉内堆积过多，就妨碍肌肉细胞的活动能力。疲劳毒素进入血液并在全身运行，疲劳就产生了。

二、常见病因

（1）繁重或长时间的户外体力活动。

（2）持续较久或强度过大的脑力劳动过程中产生。

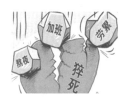

（3）精神压力过大或有心理障碍时出现。

三、早期症状

（1）主要症状：疲乏无力。

（2）头昏脑胀，记忆力下降，思维变得迟钝，无精打采，哈欠连续不断。

（3）对劳动或学习失去兴趣，严重者会感到厌烦、烦躁、易怒。

（4）腰酸背痛，嗜睡，食欲缺乏等。

四、预防与治疗

1. 预防

许多人觉得累了是需要休息的信号，其实是身体相当疲劳的"自我感 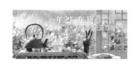 觉"，感觉到累时才休息为时已晚。过度疲劳容易积劳成疾，降低人体免疫力，使疾病乘虚而入。俗话说"一年之计在于春"，因此，我们一定要做好春季的养生保健，为一年的健康打下基础。

（1）早睡早起，养成良好的生活习惯。

（2）健康的饮食习惯，平时多吃水果、蔬菜等，提高自我免疫力。

（3）保持良好的心态、稳定的情绪。

（4）春季养肝：① 肝有调畅情志、梳理气机 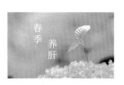 的作用，可适当吃些温补阳气的食物，如葱、姜、蒜、韭菜、芥末等。② 适当进补，平补肝肾健脾胃。宜

食性甘发散、清淡之物。如小麦、红枣、橘子、花生、瘦肉、蛋、牛奶等。③减少食用酸性食物如山楂、李子等。

（5）可适当听音乐，舒缓心情。

2. 治疗

（1）找出产生疲劳的原因。

（2）适当休息，提高睡眠质量。

（3）少量活动：跑步、游泳、跳舞等。

（4）中医门诊服用中药膏方，调理身体。

五、缓解疲劳小贴士

（1）按压后颈，释放疲惫。

（2）涂抹薄荷，醒脑消暑。

（3）嗅闻精油，神清气爽。

（4）温水泡脚，恢复精神。

（5）睡前运动，消除疲劳。

（6）冷水洗脸，提神醒脑。

（7）深呼吸，缓解压力。

7

消化性溃疡

一、疾病简介

消化性溃疡主要是由于胃液对接触部位黏膜的消化作用,形成慢性溃疡。绝大多数的溃疡发生于十二指肠和胃,又称为胃、十二指肠溃疡。其临床特点为慢性过程,周期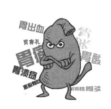性发作,中上腹规律性疼痛。发现消化性溃疡需及时治疗,长期反复发病可引起出血、穿孔和幽门梗阻。在临床上十二指肠溃疡较胃溃疡多见,十二指肠溃疡可见于任何年龄,多发于青壮年。

二、常见病因

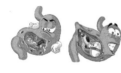

（1）不良的饮食习惯。长期饮食不规律,暴饮暴食,进食辛辣食物、浓茶、咖啡等。

（2）工作压力大。持久和过度的精神紧张,使消化道屏障作用减弱。

（3）吸烟。

（4）幽门螺杆菌感染。户外工作,饮食安全得不到保障。

021

春

篇

（5）服用诱发或加重溃疡的有关药物，如水杨酸盐及非甾体抗炎药、肾上腺皮质激素、利血平等。

（6）与家族遗传有关。

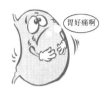

胃好痛啊

三、常见症状

1. 节律性疼痛

（1）十二指肠溃疡的疼痛好在两餐之间发生，持续不减直到下餐进食或服用制酸药物后缓解。有些十二指肠溃疡患者，由于夜间的胃酸较高，尤其是在睡前进餐者，可发生半夜疼痛。

（2）胃溃疡疼痛的发生较不规则，常在用餐后1小时内发生，经过1～2小时后疼痛逐渐缓解，直到下餐进食后再次出现疼痛。

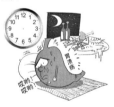

2. 胃肠道症状

唾液分泌增多、胃灼热、反胃、嗳酸、嗳气、恶心、呕吐等。

3. 全身症状

失眠、脉搏缓慢、多汗、体重减轻等。

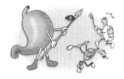

四、预防与治疗

1. 预防

（1）注意休息及减

压,避免紧张情绪。

（2）养成良好的饮食习惯：① 有规律地定时进食,细嚼慢咽,避免进食过快过饱。② 饮食宜注意营养,餐间避免零食,睡前不宜进食。③ 戒烟酒,避免进食咖啡、浓茶、浓肉汤和辣椒、醋等刺激性调味品或辛辣的饮料。

（3）合理进行体育锻炼,可按自身情况选择锻炼项目,如打太极拳、慢跑、竞走、体操、球类运动等。

2. 治疗

消除病因,控制症状,促进愈合,预防复发。

1）消除病因,控制症状

（1）出现症状,可前往消化科门诊查找病因,对症治疗。

（2）当病情严重,出现并发症者,应立即送至急诊治疗,必要时行手术治疗。

2）促进愈合,预防复发

（1）生活要有规律,工作宜劳逸结合,避免过度劳累和精神紧张。

（2）强调进餐要定时,避免辛辣、浓茶等刺激性食物和饮料。急性活动期,宜少吃多餐,每天可进餐 4～5 次,症状得到控制后,恢复到 1 日 3 餐。

（3）遵医嘱按时服用抑制胃酸和保护黏膜的药物,如碳酸氢钠、西咪替丁、法莫替丁、奥美拉唑、硫糖铝等。

3）停用诱发或加重溃疡的有关药物

如果必须用上述药物，应当尽量采用肠溶剂型或小剂量间断应用，同时进行充分的抗酸治疗和加强黏膜保护剂。

8

胃癌

一、疾病简介

胃癌是起源于胃壁内表层黏膜的上皮细胞的恶性肿瘤,也是我国最常见的恶性肿瘤之一,在我国发病率和病死率均位居各类肿 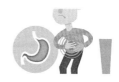 瘤的前列。胃癌可发生于胃的任何部位和任何年龄,但以40～60岁多见,男性多于女性,约为2∶1。

二、常见病因

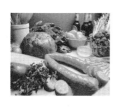

（1）先天性遗传因素。

（2）长期食用熏烤、盐腌食品,吸烟、饮酒。

（3）长期户外工作,饮食习惯不规律,暴饮暴食。

（4）吸入大量粉尘,空气污染,环境影响。

（5）工作压力过大,情绪抑郁,忧愁、生闷气等。

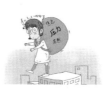

（6）长期暴露于户外工作,接触尘雾、汽车尾气等

化学物品使患病概率增加。

（7）幽门螺杆菌感染。

（8）癌前病变：胃息肉、慢性萎缩性胃炎、胃部分切除后、恶性贫血及肥胖。

三、常见症状

（1）上消化道症状，早期无特异性。

（2）恶心、呕吐。

腹胀

（3）上腹疼痛不适，进食后出现饱胀，随着病情进展疼痛加重。

（4）食欲缺乏、乏力、体重减轻。

（5）特殊表现：中晚期常见胸骨后疼痛和进行性吞咽困难，呕血、黑便、贫血、消瘦及营养不良等。

四、预防与治疗

1. 预防

（1）养成良好的饮食习惯。尽量多吃富含维生素及 β 胡萝卜素的新鲜蔬菜和水果：菠菜、胡萝卜、韭菜、油菜、荠菜、马兰头、西兰花、空心菜、甘薯、芒果、哈密瓜、杏及甜瓜，等等。

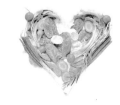

（2）进食定时定量、不暴饮暴食、进食不宜过快或过烫，清淡饮食。

（3）健康的饮食结构。注意不食霉变食物及被农药污染的食品，不饮污染水源，避免或减少摄入腌制食品，如咸鱼、咸肉、火腿、酸咸菜及含盐量过高食品，因其内含大量亚硝酸盐，极易促进胃癌发生；要控制食用烟熏制成的鸡鸭鱼肉及油炸、烧烤的食品，避免致癌物质摄入体内。

（4）不吸烟、少饮酒。

（5）保持乐观心态，找到合适释放压力的途径：健身、旅游、购物、唱歌等，注意自身的调节。

（6）定期行身体检查，积极普查及早治疗。

2. 治疗

（1）积极治疗癌前病变，如萎缩性胃炎、胃溃疡、胃多发性腺瘤性息肉、恶性贫血。

（2）如有以下情况或出现相关不适症状也应及时就诊：① 原因不明且比较顽固的消化不良等症状。主要表现为食欲缺乏、食后腹部饱胀及不适感、泛酸、嗳气，同时伴有体重下降或贫血。② 过去没有胃痛的人，近期内出现反复胃痛。③ 以前虽然有胃痛，但近来疼痛强度、性质、发作规律改变，原来治疗有效的药物变得欠佳或无效。

（3）手术治疗为主。

（4）其他治疗方法：放射治疗和化学治疗及中医中药治疗。

（5）定期复查。

五、护理小贴士

世界卫生组织已将幽门螺杆菌列为 1 类致癌原。

（1）幽门螺杆菌感染有家庭聚集性。

（2）家庭中的其他人员最好也要同时治疗，并实施分餐制，以免再度感染。

（3）呕吐物、粪便应及时清理，手和器具应消毒。

（4）含亚硝胺的腌制食品等也具有致癌作用，加上幽门螺杆菌的作用，就会增加癌变的概率。

（5）不吃不洁食物，养成良好的卫生习惯，饭前便后洗手。

9

慢性腹泻

一、疾病简介

慢性腹泻指的是肠功能紊乱引起的腹泻,症状表现有腹痛胀气,排气排便后疼痛或消失,稀便与硬便交替出现。慢性腹泻病程长,反复发作,可达数月、数年不愈。中医学称腹泻为"泄泻",多由脾胃受损、运化失常而引起。

二、常见病因

(1)由于工作时间长未能按时进餐引发胃部疾病、自身胆道胰腺疾病、肠道疾病,如萎缩性胃炎、胃癌、肝炎、肝硬化和肝癌等。

(2)食用不洁食物引发食物中毒,肠道菌群失调引起腹泻。

(3)内分泌失常性腹泻,如甲亢、糖尿病、肾上腺皮质功能减退引起的腹泻。

三、常见症状

(1)排便次数增多、排粪量增加、粪质稀薄。

① 排便次数增加:≥3 次/日。

② 性状:稀薄或带

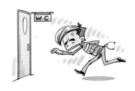

有黏液脓血或未消化食物。

③ 量：总量增加＞200 g/日。

④ 时间：超过3～6周或反复发作。

（2）腹痛，多位于脐周，并于餐后或便前加剧。

（3）可伴有发热、消瘦、多饮、多尿、多汗、关节炎、皮肤干燥等。

四、预防与治疗

1. 预防

（1）养成良好卫生习惯，不食不洁食物。

（2）饮食应有节制，过于油腻饮食往往使腹泻加重，忌生冷瓜果。

（3）注意保暖，保护腰腹避免受寒。

（4）慢性腹泻避免进食以下食物。① 可致过敏的食物：海产品及水产品、牛奶、菠萝和芒果等。② 禁忌食物：如粗粮、生冷瓜果、冷拌菜等，含粗纤维多的韭菜、芹菜、榨菜等。③ 坚硬不易消化的肉类：如火腿、香肠、腌肉等。④ 刺激性食物：如辣椒、烈酒、芥末、辣椒粉及肥肉、油酥点心等高脂肪食物。

2. 治疗

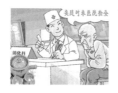

（1）对于急性腹泻，应彻底治疗，以防转为慢性。

（2）迁延不愈的慢性腹泻建议尝试中医中药治疗。

五、腹泻的危害

（1）可使水电解质失调和酸碱平衡紊乱。

（2）引起营养不良、能量供给不足，使人感到头昏眼花、口干舌燥、四肢疲乏、心慌气短等症状。

（3）维生素缺乏：皮肤头发干燥、缺乏光泽，不明原因的舌炎、口角炎等。

（4）贫血：头晕耳鸣、注意力不集中、动辄气促等症状。

（5）降低身体的抵抗力。

10

亚急性甲状腺炎

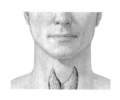

一、疾病简介

亚急性甲状腺炎又称为肉芽肿性甲状腺炎,是一种与病毒感染有关的自限性甲状腺炎,一般不遗留甲状腺功能减退症。多见于 40～50 岁女性。本病可因季节或病毒流行而有人群发病的特点。

二、常见病因

（1）户外环境多变,易发生上呼吸道感染。

（2）工作压力大,免疫力下降。

（3）户外人群密集,在流感等高发季节易感染流感病毒、柯萨奇病毒等。

三、常见症状

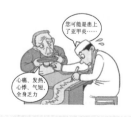

（1）前驱症状:病毒感染的全身症状,发热、疲乏无力、食欲缺乏、肌肉酸痛。

（2）起病初期:轻度

的甲亢症状,心慌、怕热、多汗、震颤及神经紧张等。

(3)最有特征的是甲状腺部位疼痛,可以为剧痛或隐痛,常向下颌、颈部、耳部或枕部放射,咀嚼或吞咽时疼痛加重。

(4)甲状腺轻度肿大,常出现结节。

四、预防与治疗

1. 预防

(1)注意休息及减压,避免紧张情绪。

(2)坚持体育活动,增强身体抵抗力。

(3)在流感等疾病易发季节,应注意保暖,戴口罩,做好自我防护。

(4)多吃水果蔬菜,补充维生素,提高身体免疫力。① 增加免疫力的蔬菜。深绿色和橙黄色的蔬菜如西兰花、菠菜、芥蓝、紫皮洋葱、胡萝卜等。② 增加免疫力的水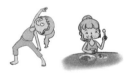果。深色水果如香蕉、橘子、猕猴桃、草莓、带籽和皮的葡萄汁、桑葚等。

(5)适量补充优质蛋白质。鸡蛋、牛奶、大豆。

(6)补充优质活的乳酸菌:酸奶。

(7)饮食调整。① 若患者有甲状腺功能亢进症的表现时,宜吃得清淡,吃含维生素高的新鲜蔬菜、水果及营养丰富的瘦肉、鸡肉、鸭肉、甲鱼、淡水鱼等食物。② 忌食碘、辣椒、羊肉、浓茶、咖啡等湿热或有刺激性的食物。

2. 治疗

前往门诊查找病因，对症治疗。

五、含碘饮食

海产品含碘高，如海带、海鱼、蛤干、蚶干、干贝、海参、淡菜、海蜇、龙虾等。其中以海带含碘量最高，其次为海贝类及鲜海鱼。陆地性食物中动物性食物含碘量高于植物性食物，奶蛋含碘量相对较高，其次是肉类，淡水鱼含碘量低于肉类，植物性食物含碘量低，特别是水果和蔬菜。

11

过敏性紫癜

一、疾病简介

过敏性紫癜（Henoch-Schonlein）又称急性血管性紫癜、紫癜、出血性毛细血管中毒症，是一种较为常见的微血管变态反应性出血性疾病。由于血管变应性炎症引起的皮肤及黏膜病变，表现为皮肤瘀点、瘀斑，关节疼痛，腹痛及血尿等肾脏损害。

紫癜

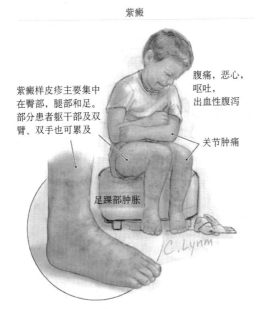

紫癜样皮疹主要集中在臀部，腿部和足。部分患者躯干部及双臂、双手也可累及

腹痛，恶心，呕吐，出血性腹泻

关节肿痛

足踝部肿胀

C.Lynm

二、常见病因

（1）长期加班，工作压力大，身体处于亚健康，抵抗力下降。

（2）长期户外工作，易接触过敏原。例如，昆虫咬伤、植物花粉、寒冷、外伤等。

（3）车辆尾气等刺激性气味等，易导致细菌或病毒感染。例如，呼吸道感染、泌尿系感染、麻疹、水痘、腮腺炎和肝炎等。

（4）饮食卫生状况不佳而导致肠道寄生虫感染。

三、常见症状

（1）男性多见，发病前常有上呼吸道感染、低热、全身不适等前驱症状。

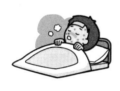

（2）皮肤黏膜出现散在瘀点，呈斑丘疹状，部分皮疹可融合，2～3周后，皮疹颜色由暗红色变为黄褐色而渐消退，但新皮疹成批发生。

（3）斑丘疹常对称分布、分批出现，大小不等，颜色深浅不一。多见于小腿伸侧，也可向上发展累及躯干和上肢。

（4）仅累及皮肤者，皮疹往往较轻，称为单纯型。

（5）关节表现：关节酸痛、肿胀、积液和发热等,可累及膝、踝、肘、腕和指关节等处。

（6）胃肠道表现：脐周和下腹部绞痛,并伴有恶心、呕吐、便血。

四、预防与治疗

1. 预防

（1）预防各种感染,如细菌、病毒、寄生虫等感染,积极防治上呼吸道感染。

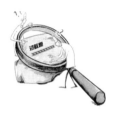

（2）避免接触致敏食物、药物、花刺、虫咬等致敏原。

（3）调节情志,保持心情轻松愉快。

（4）饮食调理。① 饮食要清淡,主食以粳米、面食、玉米面为主。② 气虚者应补气养气止血,血淤者可用活血化

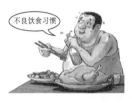

不良饮食习惯

瘀之品。③ 应多吃富含维生素C的瓜果蔬菜,患者多吃这些有助于康复。富含维生素C的有柚子、橙子、柑橘、苹果、柠檬、草莓、猕猴桃、西红柿及各种绿叶蔬菜等。

（5）不宜食用的食物。① 忌食辛辣,以防胃肠积热。② 对曾产生过敏而发病的食物如鱼、虾、海味等绝对禁忌。③ 忌食动物蛋白,如牛羊肉等。

2. 治疗

（1）需立即至门诊血液专科治疗。

（2）阻断过敏原，如过敏性药物、食物、环境等。

（3）腹痛较重或大便潜血阳性。

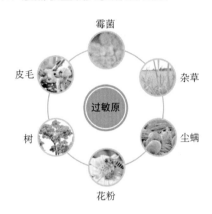

五、护理小贴士

（1）每天记下皮肤瘀斑的颜色、分布，出疹及消疹时间，了解发病的规律。

（2）不要吃一些可能引起此病的食物，如蚕豆、菠萝等，禁食辛辣及海鲜类食物。

（3）处于急性期时应卧床休息，少活动，以利于皮肤紫癜消退，减少复发。

（4）干净的皮肤可减少感染的可能性，坚持每天用温水清洗皮肤，保持疹面皮肤干燥、清洁。

（5）穿较宽松、柔软的衣服，避免穿化纤类衣物,保持衣服整洁。

（6）注意个人卫生,勤剪指甲,不要抓挠皮肤,以免破溃引起感染。

（7）不要在病情恢复期剥离皮屑,以免耽误痊愈。

（8）如活动不便者,请他人帮助多翻身,做好清洁工作,以免背部斑疹因潮热而引发感染。

12

急进性肾小球肾炎

一、疾病简介

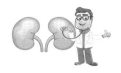

急进性肾小球肾炎,是一组病情发展急骤,由血尿、蛋白尿迅速发展为少尿或无尿直至急性肾衰竭的急性肾炎综合征。该病进展迅速,病情危重,预后恶劣,若未及时治疗,90%以上的患者于6个月内死亡或依赖透析生存。本病好发年龄为青年及中老年,发病前常有上呼吸道感染症状,部分患者有有机溶剂接触史、心肌梗死或肿瘤病史。本病好发于春、夏两季。

二、常见病因

(1)执勤时长期站立,过度劳累。

(2)长期户外工作,易接触过敏原。本病可继发于过敏性紫癜。

(3)工作环境易受细菌、病毒感染。原发性急进性肾炎约半数以上患者有上呼吸道前驱感染史。

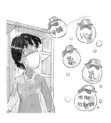

(4)接触某些有机化学溶剂、碳氢化合物如汽油

等，与本病有较密切的关系。

（5）吸烟是本病的诱发因素。

三、常见症状

发病前常有上呼吸道感染症状。多数病例发病隐袭，起病急骤。

（1）少尿：24 小时尿量少于 400 ml 或者每小时尿量少于 17 ml。

（2）无尿：24 小时尿量少于 100 ml 或者闭尿。

（3）血尿：常为肉眼血尿且反复发作。

（4）可伴有水肿和高血压。

（5）患者全身症状严重，如疲乏无力、精神萎靡、体重下降，可伴发热、腹痛及皮疹。

（6）可在数周或数月发展至肾衰竭终末期，它可有 3 种转归。① 在数周内迅速发展为尿毒症，呈急性肾衰竭表现。② 肾功能损害的进行速度较慢，在几个月或 1 年内发展为尿毒症。③ 少数患者治疗后病情稳定，甚至痊愈或残留不同程度肾功能损害。

四、预防与治疗

1. 预防

（1）调整日常生活与工作量，注意休息，避免劳累，劳逸结合。

（2）有规律地进行活动和锻炼，增强体质，提

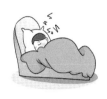

高机体免疫力。

（3）避免寒冷刺激,注意防寒保暖,戒烟,必要时做好个人防护措施,如勤洗手、戴口罩等以预防感染。

（4）保持情绪稳定,避免情绪激动和紧张。

（5）饮食以低蛋白为主,注意补充维生素。

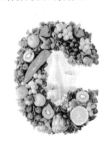

（6）保持大便通畅,避免用力大便。

2. 治疗

（1）本病起病急,病程进展快、恶化迅速,病死率极高。原则为尽早至门诊肾内科充分治疗。

（2）恢复期可结合中医中药治疗。

（3）在医生指导下服用药物,避免使用损害肾脏的药物。

五、饮食注意事项

（1）限制水量。

（2）限制食盐。

（3）限制含嘌呤高的食物。

（4）忌用强烈调味品。

（5）忌含氮浸出物。

（6）限制蛋白质摄入量。

13

心肌炎

一、疾病简介

心肌炎是指由各种病因引起的心肌肌层的局限性或弥漫性的炎性病变。病程可以是急性（3 个月以内）、亚急性（3～6 个月）和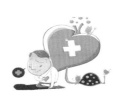慢性（半年以上）。病因可以是各种感染及自身免疫反应。在我国病毒性心肌炎较常见。

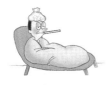

二、常见病因

（1）长期在户外、人群聚集区域工作，易发生病毒感染。病毒性感染可以通过呼吸道、消化道、皮肤黏膜、眼及泌尿生殖器等传播，以柯萨奇病毒 B、埃可病毒及流行性感冒病毒 A 和 B 引起的心肌炎较常见。

（2）工作环境及个人卫生状况不佳，易受细菌感染，细菌感染中以白喉杆菌、伤寒杆菌、葡萄球菌、链球菌或肺炎球菌为多见。

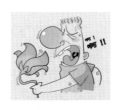

（3）野外工作,易受到节肢动物例如蚊虫等叮咬。

（4）饮食不规律、不卫生。

（5）户外工作易接触过敏原,如花粉、灰尘等,过敏或变态反应可导致心肌炎。

（6）工作繁忙、作息紊乱可导致内分泌和代谢紊乱。

（7）接触化学毒物或药物除通过变态反应外,还可由直接毒性作用引起中毒性心肌炎,如砷、酒精、钴、一氧化碳、汞、铅、蛇毒及蝎毒等都可引起心肌炎。

三、常见症状

（1）先有原发感染的表现,如病毒性者常有发热、咽痛、咳嗽、呕吐、腹泻及肌肉酸痛等。

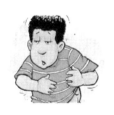

（2）病毒感染1～3周后,出现心肌炎的症状:胸闷、心前区隐痛、心悸、乏力及气急。

（3）腹痛、恶心、呕吐、头痛、头晕、肌痛、关节痛及尿少。

四、预防与治疗

1. 预防

（1）加强身体锻炼,提高机体抗病能力,避免劳累以预防病毒、细菌感染。

（2）避免致病因素、充分治疗原发病。如感染白喉杆菌应早期给予定量抗血清治疗；咽炎、扁桃体炎等链球菌感染时应予以青霉素治疗；某些感染,如麻疹、脊髓灰质炎、白喉等可通过预防注射达到预防目的。

（3）注意个人卫生及饮食卫生,勤洗手,必要时做好个人防护。例如,佩戴口罩等。

（4）调整作息,合理安排工作与休息时间,保证睡眠。

（5）戒烟：吸烟时烟草中的尼古丁可促进冠状动脉痉挛收缩,影响心肌供血。

（6）限酒：饮酒会造成血管功能失调。

（7）饮食应富有营养而易于消化,荤素搭配,多食营养丰富的鱼、肉、蛋、牛奶等,多吃水果,如柑橘、苹果、香蕉等。每日饮水量 1 000～1 500 ml,注意定时排便,以防发生便秘。

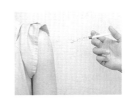

2. 治疗

（1）积极治疗原发病,如上呼吸道感染、过敏、胃肠道感染、泌尿系感染等。

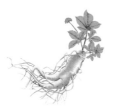

（2）有胸闷、气促、心律失常者,应立即平卧休息,有条件的给予吸氧,并入院心内科治疗。

（3）食疗可食用菊花粥、人参粥等，也可按医嘱服用西洋参，有利于心肌炎的恢复。

五、护理小贴士

（1）出现心肌炎，首先应卧床休息，早期合理的休息极为重要。

（2）遵医嘱使用改善心肌代谢的药物。

（3）曾患过心肌炎的人，无论外出旅游还是日常生活中，都要注意防寒保暖，避免感冒，饮食有节，避免胃肠炎。

（4）随身带些预防感冒、治疗胃肠炎的药物。

夏篇

清新、健康的笑
犹如夏天的一阵大雨
荡涤了人们心灵上的污泥
灰尘及所有的污垢
显现出善良与光明
——高尔基

14

中暑

一、疾病简介

中暑是指在夏季长时间暴露于高温环境中,由于环境温度过高、空气相对湿度大,体内余热难以散发,热量越积越多,以高 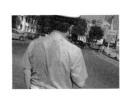 热、皮肤干燥及中枢神经系统症状为特征。体温超过 40℃ 的严重中暑病死率达 41.7%,若超过 42℃,病死率达 81.3%。

二、常见病因

(1) 户外工作时间长。

(2) 在烈日下长时间执勤,受阳光直接暴晒。

(3) 工作于噪声环境中压力大,机体抵抗力下降。

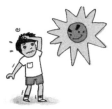

(4) 工作较忙加班多,不能及时补充营养、水分和盐类。

(5) 无法保证充足睡眠。

三、常见症状

1. 先兆中暑症状

（1）高温环境下，出现头痛、头晕、口渴、多汗、四肢无力发酸、注意力不集中、动作不协调等症状。

（2）体温正常或略有升高。

（3）如及时转移到阴凉通风处，补充水和盐分，短时间内即可恢复。

2. 轻症中暑症状

（1）体温往往在 38℃ 以上。

（2）出现头晕、口渴伴面色潮红、大量出汗、皮肤灼热等表现，或出现四肢湿冷、面色苍白、血压下降、脉搏增快等表现。

（3）如及时处理，往往可于数小时内恢复。

3. 重症中暑症状

顾名思义，是中暑情况最严重的一种，如不及时救治将会危及生命。

四、预防与治疗

1. 预防

预防中暑十一招。

（1）执勤时要戴太阳镜、遮阳帽或使用遮阳伞。

（2）穿透气性好、浅色的棉质面料衣服，烈日下长时间执勤者最好穿长袖。

（3）有高血压、冠心病、脑血管动脉粥样硬化等病史者,不要长时间待在空调房间中,以防旧病发作或使原有病情加重。开空调的房间要注意通风换气,温度不宜设定过低。

(4)长时间在室外执勤,要随身携带防暑药品,如十滴水、人丹等。

(5)及时补充蛋白质,摄取量应在平时的基础上增加 10%～15%。可以选择新鲜的鱼、虾、鸡肉、鸭肉等脂肪含量少的优质蛋白质食品,多吃豆制品等富含植物蛋白的食物。

(6)出汗过多时,在补充水的基础上还应适当补充一些钠和钾。钠可以通过食盐、酱油等补充,含钾高的食物有香蕉、豆制品、海带等。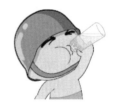

(7)随时喝水,不要等口渴了再喝。

(8)不要多吃冷饮,以免胃肠道血管收缩,影响消化功能。

(9)多吃各种瓜类食物,如冬瓜、丝瓜、苦瓜、黄瓜和南瓜。多吃凉性蔬菜,如番茄、茄子、生菜、芦笋等。多吃苦味食品,如苦菜、苦丁茶、苦笋等。

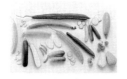

(10)多用湿毛巾擦拭皮肤。

(11)保证充足睡眠,合理安排作息时间。

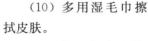

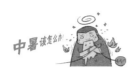

2. 治疗

中暑处理五字诀。

（1）移。迅速移至阴凉、通风的地方，同时垫高头部，解开衣裤，以利呼吸和散热。

（2）敷。可用冷水毛巾敷头部，或将冰袋、冰块置于头部、腋窝和大腿根部等处。

（3）促。置于 4℃水中，并按摩四肢皮肤，使皮肤血管扩张，加速血液循环，促进散热。待温度降至 38℃，可停止降温。

（4）浸。将躯体呈 45°浸在 18℃左右井水中，以浸没乳头为度。

（5）擦。4 个人同时用毛巾擦拭浸在水中的患者身体四周，把皮肤擦红，一般擦 15～30 分钟，即可把 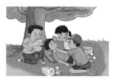 体温降至 37～38℃，大脑未受严重损害者多能迅速清醒。

五、护理小贴士

（1）移到通风、阴凉、干燥的地方。

（2）仰卧，解开衣领。

（3）冷敷头部、腋下以及腹股沟，用温水擦拭全身。

（4）饮用淡盐水、绿豆水，或者服用人丹。

（5）病情重，立即拨打"120"急救热线送院救治。

15

光敏性皮炎

一、疾病简介

光敏性皮炎是由于对紫外线过敏所致,任何人暴露过量的紫外线,都可能会出现光敏性皮炎。

二、常见病因

(1)长期于露天环境工作,接受过量的日晒引起。

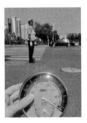

(2)部分光敏性皮炎是由化妆品中含的香料引起。如香皂、洗面奶、沐浴露等都含有多种复杂的香料成分,它们在洗浴时渗入皮肤、在散射阳光的作用下,使某些人的皮肤发生过敏性反应。

三、常见症状

(1)形态多种多样,可表现为水肿性红斑、丘疹、斑块和结节。

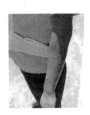

(2)分布局限于光暴露部分,如头部(头发稀疏者)、双额部、耳前、颈后部、手背等边界较清楚的部位。

(3)表皮状红斑,偶或斑丘

疹呈现淡红、鲜红或暗红色各异,轻者为散在的小片,重者可融合成大片,伴或不伴有水肿,随病情可伴脱屑和色素沉着,所有患者均有不同程度瘙痒或灼热感。

四、预防与治疗

1. 预防

（1）夏季是光敏性皮炎多发季节,人们从事户外活动时应当做好防护工作,戴太阳帽、穿长衣长裤、打遮阳伞等。

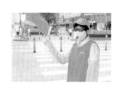

（2）不宜食用光敏性蔬菜。如芹菜、莴苣、油菜、菠菜、苋菜、小白菜等,接受光照的情况下容易引起光敏性皮炎。

（3）对于那些皮肤耐受性较差的人,可在暴露于阳光前15分钟搽用防光剂。

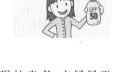

（4）经常参加户外锻炼或日光浴,使皮肤产生黑色素,以增强皮肤对日光的耐受程度。但对日光敏感性较强的患者,应尽量避免日光曝晒。

2. 治疗

（1）症状严重者,立即到医疗机构就诊处理。

（2）轻症患者可自我处理:可在瘙痒感较重的患处做冷敷:取半盆冷水,将毛巾浸湿,叠成

4层,然后将毛巾挤成半干,紧敷瘙痒处。每3分钟清洗一次,数次后即可止痒。再痒再敷,数日之后终可自愈。

五、护理小贴士

(1)做好防护工作,加戴太阳帽、穿长衣长裤、打遮阳伞等。

(2)如果症状明显,可以服用一些抗过敏性药物。

(3)吃蔬菜水果时一定要先冲洗几遍,再浸泡一段时间,将水倒掉,冲洗后再吃。

(4)症状严重者应及时到正规医院的皮肤科就诊。

16

低钾血症

一、疾病简介

人体血液中存在着大量的钾离子,它维持人体神经、肌肉的正常功能。当各种原因导致人体大量丢失钾离子时,会导致神经及肌肉功能的平衡被破坏,医学上称为低钾血症。重度低钾血症可出现严重并发症,甚至危及生命,需积极处理。

二、常见病因

(1)工作时间长而导致进食量不足,每日钾的摄入量<3 g。

(2)夏季户外工作时间长,长期高温作业。

(3)急性应激状态导致肾上腺素分泌增多。

(4)饮用大量水而未及时补钾。

(5)服用某些抗生素,如青霉素、庆大霉素、羧苄西林等。

三、常见症状

(1)骨骼肌表现。感觉疲乏、软弱、无力;严重时,全身肌肉无力、肢体瘫痪、腱反射减弱或消失,呼吸困难,吞咽困难,重者窒息。

(2)消化系统表现。恶心、呕吐、厌食、腹胀、便秘、肠蠕动减弱或消失、肠麻痹。

（3）中枢神经系统表现。萎靡不振、反应迟钝、嗜睡或昏迷。

（4）循环系统表现。心动过速、心脏骤停、休克或死亡。

（5）泌尿系统表现。口渴、多饮、夜尿增多。

四、预防与治疗

1. 预防

（1）合理安排作息，定时进餐，确保钾的摄入。

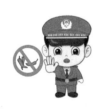

（2）夏季长期户外高温工作出汗较多者应及时补充水、钠、钾，可饮果汁和盐茶，切忌仅大量饮用纯净水。

（3）注意休息及减压，避免紧张情绪。

（4）避免不利于补钾的行为。① 尽量少吃辛辣、刺激性的食物：洋葱、胡椒、辣椒、花椒、芥菜、茴香。② 避免吃油炸、油腻的食物：油条、奶油、黄油、巧克力等。③ 戒烟戒酒、少喝咖啡等兴奋性饮料。

2. 治疗

积极治疗原发病，及时补钾。

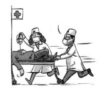

1）及时就医

（1）症状较轻者，前往内分泌科门诊查找病因，对症治疗。

（2）症状明显、病情严重者，立即送至急诊科治疗。

2）饮食补钾

（1）各种果汁，特别是橙汁，含有丰富的钾，而且能补充水分和能量。

（2）医院内，口服补钾以氯化钾为首选。

3）严重者需静脉滴注补钾

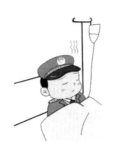

五、补钾小贴士

富含钾的食物。

粮食类：荞麦、玉米、红薯和大豆等。

蔬菜类：菠菜、香菜、油菜、甘蓝、芹菜、大葱、青蒜、莴笋、土豆、山药、鲜豌豆和毛豆等。

海产类：紫菜汤、紫菜蒸鱼、紫菜肉丸、凉拌海带丝和海带炖肉。

水果类：香蕉、芭乐、番茄、柳丁和桃子。

17

噪声性耳聋

一、疾病简介

噪声性耳聋系由于听觉长期遭受噪声影响而发生缓慢的进行性感音性耳聋,早期表现为听觉疲劳,离开噪声环境后可以逐渐恢复,久之则难以恢复,终致感音神经性聋。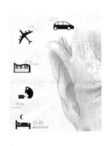

噪声除对听觉损伤外,还可引起头痛、头昏、失眠、高血压、心电图改变,也可影响胃的蠕动和分泌。

二、常见病因

(1)长期工作于噪声级大于 90 dB 的噪声环境中即可对耳蜗造成损害。

(2)在噪声环境里工作的时间越长,听力损害程度越大。

(3)频率高、强度大对听力损害严重。

(4)中老年人比青年人易受噪声损伤,体弱者比强壮者易受损害。

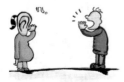

三、常见症状

主要症状为进行性听力减退及耳鸣。

（1）早期听力障碍对普通说话声无明显影响，仅在听力检查中发现，以后听力损害逐渐向高低频发展，最终普遍下降。

（2）最终听力障碍，严重者可全聋。耳鸣与耳聋可同时发生，亦可单独发生，常为高音性耳鸣，日夜烦扰不宁。

四、预防与治疗

1. 预防

（1）控制噪声来源。这是最积极最根本的办法，使噪声缩减到国家规定的防护标准（85～90 dB）以内。但如果由于职业原因进入噪声环境的，应注意合理安排工作时间，以减轻对于听力的持续损害。

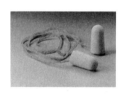

（2）减少接触时间。如在隔音室里行工间休息，或减少每日、每周的接触噪声时间，也可降低发病率。还可根据实际情况轮换工种，亦可降低听力损害。

（3）耳部隔音。可戴耳塞、耳罩、隔音帽等防声器材、一般在80 dB噪声环境长期工作即应配用简便耳塞；90 dB以上时必须使用防护工具。简便者可用棉花塞紧外耳道口，再涂抹凡士林，其隔音值可

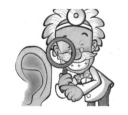

达 30 dB。

（4）在就业前应检查听力，患有感音神经性耳聋和噪声敏者，应避免在强噪声环境工作。对暴露于噪声者，应定期检查听力，及时发现早期的听力损伤，并给予妥善处理。

2. 治疗

（1）早期仅有听力下降者，休息数日或数周，应用维生素及血管扩张药物，有望听力恢复。

（2）听觉器官已变性，则治疗效果不佳。影响日常生活者，可配戴助听器。

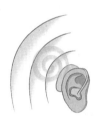

五、护理小贴士

（1）控制噪声来源。

（2）减少噪声暴露时间。

（3）戴耳塞、耳罩或用棉花塞紧外耳道口。

（4）根据实际情况轮换工种。

（5）争取早期治疗。

18

病毒性肝炎

一、疾病简介

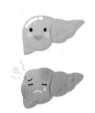

病毒性肝炎是由多种肝炎病毒引起的,以肝脏炎症和坏死病变为主的一种传染病。传染性强,传播途径复杂,发病率高,患者及病毒携带者为传染源。目前已被公认的有甲、乙、丙、丁、戊 5 种肝炎病毒。

二、常见病因

（1）工作中需要接触各类人群,易被感染。

（2）工作性质特殊,接触血液机会多。

（3）工作繁重,压力大,机体抵抗力下降。

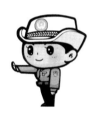

三、常见症状

1. 急性肝炎

（1）黄疸前期。发热、疲乏、食欲缺乏、恶心、厌油、尿色加深,本期持续 1 周。

（2）黄疸期。皮肤、巩膜黄染,黄疸出现而自觉症状有所好转,肝大伴压痛,浓茶样尿,本期持续1月。

(3)恢复期。黄疸逐渐消退,症状减轻以至消失,肝功能逐渐恢复,本期持续1～2月。

2. 慢性肝炎

(1)轻度。疲乏、食欲缺乏、厌油、肝区不适、肝部压痛、轻度脾肿大。

(2)重度。肝病病容(脸色发黑,皮肤干燥、粗糙、颜面部或鼻尖部出现细小的毛细血管扩张)、肝掌、蜘蛛痣,进行性脾大,肝功能持续异常。

肝掌

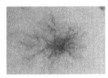
蜘蛛痣

3. 重型肝炎

(1)急性重型肝炎:起病急、进展快、黄疸深。起病后10天内,迅速出现神经精神症状。

(2)亚急性重型肝炎:在起病10天以后,仍有乏力、食欲缺乏、重度黄疸、腹胀,有明显出血现象。

(3)慢性重型肝炎:腹水、凝血功能障碍、肝性脑病等。

四、预防与治疗

1. 预防

(1)做好个人防护、切断传

播途径：甲肝、戊肝以粪—口传播为主,乙肝、丙肝以血液及密切接触传播,丁肝需依赖于乙型肝炎病毒而存在并复制。因此,工作中与人接触时需要做好必要的防护：避免血液、体液、排泄物与伤口接触、必要时戴好防护口罩与手套。

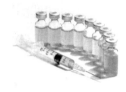

（2）对于易接触肝炎人群的岗位,应当积极接种疫苗。应用人血丙种球蛋白,有相当保护作用,注射时间越早越好。

（3）加强体育锻炼,增强机体抵抗力。

（4）保护肝脏,戒烟戒酒。

（5）合理营养,保证热量、蛋白质、维生素的供给。

2. 治疗

（1）急性肝炎及肝炎活动期,需住院治疗、卧床休息,恢复期后逐渐增加活动；重型肝炎应绝对卧床休息。

（2）心理疗法：保持乐观的情绪,树立战胜疾病的信心。

五、病毒性肝炎传染吗?

（1）甲肝、戊肝主要通过消化道传播。

（2）乙肝主要通过血液、性行为、母婴 3 种途径传播。

（3）丙肝主要通过血液制品传播。

19

急性胰腺炎

一、疾病简介

急性胰腺炎是比较常见的一种急腹症，是胰腺的急性炎症。胰腺分泌各种消化酶来消化食物，多种致 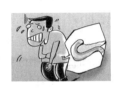 病因素导致胰酶在胰腺内被激活而消化胰腺自身，从而损伤胰腺导致大量炎性渗出、水肿、出血甚至坏死的炎症反应。

二、常见病因

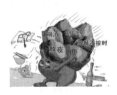

（1）由于职业原因造成饮食不规律，漏餐、暴饮暴食导致消化不良，增加罹患胰腺炎的风险。

（2）未积极治疗胆管结石，胆石症及胆道感染是急性胰腺炎的主要病因。

（3）有饮酒嗜好。酒精可刺激十二指肠黏膜水肿，妨碍胰液排出。

（4）病毒感染，如急性流行性腮腺炎、甲型流感、肺炎衣原体感染、科萨奇病毒等，当发生全身炎症反应时可诱发胰腺炎。

三、常见症状

（1）腹痛。为本病的主要表现和首发症状，疼痛常位于中上腹，向腰背部呈带状放射。

（2）恶心、呕吐及腹胀。

（3）发热：多数患者有中度以上发热（38℃以上），一般持续 3～5 天。

（4）水、电解质及酸碱平衡紊乱：多有轻重不等的脱水，呕吐频繁者可有代谢性碱中毒。

（5）低血压和休克。见于急性坏死型胰腺炎，极少数患者可突然出现休克，甚至发生猝死。

四、预防与治疗

1. 预防

（1）预防首先在于避免或消除胆道疾病。例如，预防肠道蛔虫，及时治疗胆道结石及避免引起胆道疾病急性发作，这些都是避免引起急性胰腺炎的重要措施。

（2）戒酒。酗酒会造成慢性酒精中毒和营养不良而致肝、胰等器官受到损害，抗感染的能力下降。

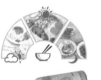

（3）养成规律进餐的饮食习惯，避免暴食暴饮。在繁忙紧张的工作前先安排好三餐，随身携带一些点心以备不时之需。

有了它再也不怕病菌从手进入人体了

（4）在公共区域要注意

个人卫生、做好个人防护，如佩戴口罩、勤洗手等，避免发生交叉感染。工作环境限制无法洗手时，可随身携带快速手消毒剂。

2. 治疗

（1）出现腹痛症状，切勿自行服用止痛药物，应禁食并前往消化内科就诊。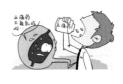

（2）严重腹痛、发热、低血压等重症患者，立即送急诊科救治。

（3）积极配合医生治疗，避免因中断治疗而演变为慢性胰腺炎。

五、腹痛的特点

腹痛：为最早出现的症状，往往在暴饮暴食或极度疲劳之后发生，多为突然发作，位于上腹正中或偏左。疼痛为持续性进行性加重，似刀割样。疼痛向背部、胁部放射。若为出血坏死性胰腺炎，发病后短暂时间内即为全腹痛、急剧腹胀，同时很快即出现轻重不等的休克。

胆囊炎

一、疾病简介

胆囊炎是细菌性感染或化学性刺激(胆汁成分改变)引起的胆囊炎性病变,为胆囊的常见病。可分为急性和慢性两种类型,常与胆石症合并存在。急性胆囊炎是最常见的急腹症之一;成年人慢性胆囊炎患病女性多于男性,40岁以上肥胖者多见,具有反复发作,病势缠绵,且易引起化脓、坏疽甚至穿孔的特点,严重影响患者的生活质量。

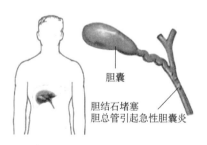

胆囊

胆结石堵塞
胆总管引起急性胆囊炎

二、常见病因

(1)日常饮食不卫生。

(2)饮食习惯不良,暴饮暴食,进食高脂肪和富含高胆固醇的食物。

(3)工作繁忙,致使免疫力低下。

（4）工作压力大，情绪失调。

三、常见症状

1. 急性胆囊炎

（1）疼痛：右上腹剧痛或绞痛，多为结石或寄生虫嵌顿引起，多发生在夜间进食高脂肪食物后。非梗阻性急性胆囊炎，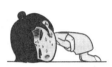右上腹疼痛一般不剧烈，多为持续性胀痛，疼痛呈放射性，最常见的放射部位是右肩部和右肩胛骨下角。

（2）恶心、呕吐：是最常见的症状。

（3）怕冷、发抖、发热：轻者有怕冷和低热；重者可有发冷、寒战和高热，发热可达 39℃ 以上，并可出现精神症状。

（4）黄疸。

2. 慢性胆囊炎

（1）持续性右上腹钝痛或不适感，右下肩胛区疼痛，进食高脂或油腻食物后症状加重。

（2）消化不良症状。恶心、嗳气、反酸、腹胀和胃部灼热感。

四、预防与治疗

1. 预防

（1）注意饮食卫生，食物以清淡为宜，减少动物性脂肪摄入，少食油腻和油炸、烧烤食物，忌食强刺激性食物。

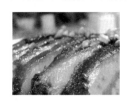

① 不宜吃高脂肪、高胆固醇食物：肥肉、油煎鸡蛋、猪油、黄油、奶油、花生等高脂肪食物；猪脑、牛脑、猪腰、猪肝、鸭肝、牛肝、羊肝、猪肚、猪心、蛋黄、鸡鸭内脏、螃蟹等高胆固醇食物。

② 不宜吃酸性食物：醋、杨梅、山楂、柠檬等酸性食物可刺激胃及十二指肠分泌促胆囊素，从而引起胆囊收缩，诱发胆绞痛。

③ 不宜吃过冷过热的食物：过烫的食物或汤水，过冷的食物，如冰激凌、冰镇饮料、冰咖啡及刚从冰箱中取出的食物，食入后会导致胆道括约肌痉挛，从而引起胆囊区的隐痛或绞痛；

④ 不宜吃辛辣刺激性食物：如酒、茶、咖啡、辣椒、芥末、胡椒、花椒等

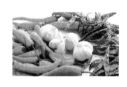

均可引起胃和十二指肠分泌物增多，使缩胆囊素分泌增加，导致胆道括约肌痉挛，胆汁排出受阻而诱发胆绞痛。

⑤ 适宜吃的食物：选择鱼、瘦肉、奶类、豆制品等含优质蛋白质且胆固醇含量相对不太高的食物；保障新鲜蔬菜、水果的供给。绿叶蔬菜，可提供必要的维生素和适量纤维素。酸奶、山楂、糙米等

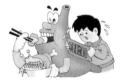

食物也对患者有利。适量增加玉米油、葵花子油、花生油、豆油等植物油摄入比例。

（2）保持大便畅通。

（3）生活起居有节制，注意劳逸结合、寒温适宜。

（4）保持乐观情绪，长期心情不佳的人易引发或加重胆囊炎。

2. 治疗

（1）若发生腹部剧烈疼痛，病情急剧加重时，应即刻急诊就医。

（2）及时就医。发生右上腹向右肩胛放射性疼痛时应及时前往医疗机构的普外科就诊。

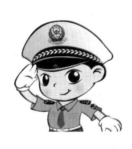

（3）遵医嘱用药：解痉、镇痛、消炎、利胆等对症处理。

（4）本病若由结石诱发，或经常发作，可考虑手术治疗。

五、护理小贴士

（1）卧床休息。

（2）禁食。

（3）确诊后右上腹部可做热敷，以帮助减轻疼痛。

（4）疼痛加剧应警惕胆囊穿孔，禁热敷和解痉止疼药。

糖尿病

一、疾病简介

糖尿病是一组常见的以血浆葡萄糖水平增高为特征的代谢内分泌疾病,其基本病理生理为胰岛素绝对或相对分泌不足和胰升糖素活性增高引起的代谢紊乱,包括糖、蛋白质、脂肪、水及电解质等,严重时常导致酸碱平衡失常;其特征为高血糖、糖尿、葡萄糖耐量减低及胰岛素释放试验异常。

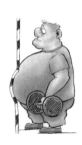

二、常见病因

（1）遗传因素。

（2）长期压力过大。

（3）生活作息紊乱,不良的生活方式。

（4）体力活动的减少。

（5）不良的饮食习惯、肥胖。

三、常见症状

（1）三多一少。多饮、多食、多尿、体重减轻。

（2）乏力。代谢失常感疲乏、虚弱无力。

（3）皮肤瘙痒。外阴瘙痒常常是伴发症状,有时是 2 型糖尿病的首发症状。

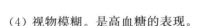

尿多　　　　　　　口渴

疲乏　　　消瘦　　　瘙痒

（4）视物模糊。是高血糖的表现。

（5）反应性低血糖。是病情轻的 2 型糖尿病的早期表现。

（6）并发症和伴发症。

① 酮症酸中毒。恶心、呕吐、呼吸深大、呼气有烂苹果味。

② 感染。皮肤痈破损后长期不能愈合。

③ 眼部病变。白内障、青光眼、视物模糊等。

④ 血管病变。大血管病变主要累及大中动脉,发生冠心病、脑血管意外和下肢坏疽;微血管病变是糖尿病特异性病变,可出现水肿、高血压、视力下降甚至失明。

⑤ 神经病变。最先出现的症状是肢端感觉异常,呈对称性分布。

四、预防与治疗

1. 预防

（1）合理的饮食习惯。① 早餐吃好、午餐吃饱、晚餐吃少；② 粗细粮搭配、肉蛋奶适量、蔬菜餐餐有；③ 定时进餐、少量多餐。

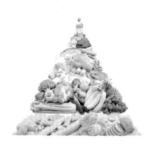

（2）正确的生活习惯：适当的锻炼，增加心肺功能。

（3）放松心情，提高心理应激能力。

（4）限烟戒酒。

（5）保证良好的睡眠。

2. 治疗

积极治疗原发病，及时补钾。

1）及时就医

（1）症状较轻者，前往内分泌科门诊对症治疗。

（2）合并急性并发症患者，立即送至急诊科治疗。

2）饮食治疗

（1）控制总热量。

（2）合理的饮食结构，食物品种多样化，适当增加膳食纤维、微量元素和维生素；限制食盐摄入量。

（3）每日规律进食，少食多餐，与运动、药物治疗密切配合；严重者需静脉滴注补钾。

3）运动治疗

有并发症的患者应遵医嘱进行。

（1）有规律、长期坚持运动；宜餐后进行，忌空腹运动；

（2）选择感兴趣、简单易坚持的运动项目，如打太极拳、慢跑、步行等中等强度运动；

（3）运动量应适合自己，运动后心率在10分钟内恢复至安静时心率说明运动量较合适；

（4）运动时间。可自10分钟开始，逐步延长，以每日20～30分钟为佳；

（5）运动频率。最好每日都能进行，每周不少于5次。

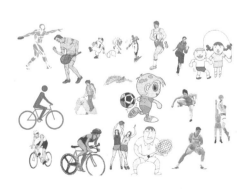

4）药物治疗

遵医嘱使用口服药物或胰岛素治疗。

5）自我血糖监测

五、并发症很严重

（1）肢端感觉异常。

（2）脑梗死、冠心病、视力下降、老烂脚。

（3）白内障、青光眼。

（4）酮症酸中毒、昏迷。

22

下肢静脉曲张

一、疾病简介

下肢静脉曲张是指较大的浅静脉及其分支因静脉压增高而产生扭曲性的扩张和延长,是发生于中年人的一种常见疾病。绝大多数患者都发生在大隐静脉,临床诊断为大隐静脉曲张。病变的浅静脉表现为伸长、扩张和蜿蜒屈曲,多发生于长期站立工作和从事体力劳动的人群。

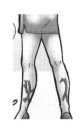

二、常见病因

(1)长期站立、肥胖和腹腔压力等因素,可增加静脉压力、增加静脉曲张发展发生的可能。

(2)浅静脉第 1 对瓣膜关闭不全、先天性的静脉壁薄弱等疾病未及时治疗。

三、常见症状

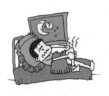

(1)发病早期,多为下肢酸胀不适及钝痛感,同时有肢体沉重感,易乏力。多在久站后上述感觉加重,通过平卧、肢体抬高则可缓解。

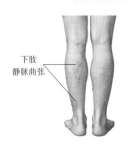

下肢静脉曲张

（2）中后期，静脉壁受损，静脉隆起、扩张、迂曲，呈蚯蚓样外观，以小腿内侧大隐静脉走行区明显。

（3）病程长者，肢体皮肤则出现营养性改变，如脱屑、瘙痒、色素沉着等，甚至形成湿疹及溃疡。

四、预防与治疗

1. 预防

（1）对长期站立的交警工作者，最好穿弹力袜套。弹力袜要选择弹性较高的袜子（医用），弹力袜的压力能改善且预防下肢静脉曲张。

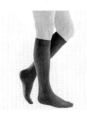

（2）此病有遗传倾向，一般在 30 岁左右发病，因此在儿童和青少年时期应勤于运动，增强体质，有助于防治。

（3）肥胖的人应该减肥，肥胖虽不是直接原因，但过重的分量压在腿上可能会造成腿部静脉回流不畅，使静脉扩张加重。

（4）戒烟，因吸烟能使血液黏滞度改变，血液变黏稠，易淤积。

（5）抬高腿部，帮助静脉血液回流。在每日下床之前，将双腿举高慢慢套入弹力袜。

（6）每天坚持一定时间的行走，防止血液倒流的压力。

2. 治疗

（1）及时至医院血管外科诊治。

（2）穿弹力袜治疗。

（3）手术治疗。具有根治性。

（4）微创治疗。硬化剂、激光闭合、微波治疗等为患者提供更多贴合个体化诉求的选择。

五、预防小贴士

（1）穿弹力袜套。

（2）应勤于运动，增强体质。

（3）肥胖的人应该减肥。

（4）戒烟。

（5）抬高腿部。

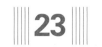

23

功能性消化不良

一、疾病简介

功能性消化不良又称消化不良,是指具有上腹痛、上腹胀、早饱、嗳气、食欲缺乏、恶心、呕吐等不适症状,经检查排除引起上述症状的器质性疾病的一组临床综合征。症状可持续或反复发作,病程超过1个月或在过去的 12 个月中累计超过 12 周,是临床上最常见的一种功能性胃肠病。

二、常见病因

（1）由于职业特殊性造成的进食不规律,进食后长期处于站立位。

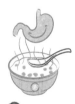

（2）工作环境嘈杂,长期处于应激状态,工作压力大。

三、常见症状

（1）餐后上腹胀痛。

（2）早饱:进食后不久即出现饱感,进食量明显减少。

（3）胃排空明显延迟的患者可出现恶心、呕吐。

（4）部分患者产生"恐癌"心理，出现失眠、焦虑、抑郁、头痛、注意力不集中等精神症状。

四、预防与治疗

1. 预防

（1）建立良好生活习惯，避免烟酒等不良嗜好。

（2）进餐应定时。进餐时应保持轻松的心情，不要仓促进食，也不要过快进食，更不要站着或边走边食。

（3）不要泡饭或和水进食，饭前或饭后不要马上大量饮用液体。

（4）不要穿着束紧腰部的衣裤就餐。

（5）可在两餐之间喝一杯牛奶，避免胃酸过多。

（6）少食过甜过咸食品，过多吃甜食会刺激胃酸分泌。

（7）不要进食过冷或过烫食物。

（8）夏季饮食宜清淡，避免辛辣刺激性强的食物。

（9）适当的体育锻炼，注意避免餐后剧烈活动。

（10）保持乐观、稳定的心态。

2. 治疗

（1）及时就诊于消化内科，查明病因，积极治疗。

（2）定期随访，排除其他原因引起的不适。

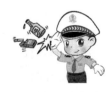

淘溺

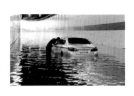

一、疾病简介

淘溺也称为溺水,是指人淘没或沉浸在液性中并导致呼吸损害的过程。

二、常见病因

(1) 恶劣天气,路况较差,需加班。

(2) 突降大雨,排水系统不畅,道路积水形成内涝。

(3) 隧道地势低洼。

(4) 开放井盖排水,易坠落。

(5) 河流水位过高,桥面积水较深。

三、常见症状

(1) 淘溺 1~2 分钟内获救,主要表现为缺氧,获救后意识基本清醒,有呛咳,呼吸加快,胸闷不适,四肢酸痛无力等症状。

(2) 淘溺 3~4 分钟内获救,则因窒息和缺氧时间较长,会出现意识不清、烦躁不安,剧烈咳嗽、喘憋、皮肤湿冷、呼吸困难等现象。

(3) 在淘溺 3~4 分钟之后获救,水进入呼吸道、消化道,可出现意识障碍、面部水肿、眼充血、皮肤发白及呼吸困难。

(4)淹溺时间达5分钟以上获救,可出现昏迷、口鼻血性分泌物、呼吸不规则,甚至瞳孔散大、呼吸心跳停止。

四、预防与治疗

1. 预防

(1)定期组织警员学习游泳。

(2)于积水路段执勤注意穿救生衣。

(3)打开窨井盖排水期间,树立牢固、醒目的警示牌。

(4)于积水桥面执勤时应注意河道水位。

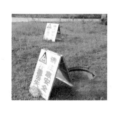

(5)落水后注意自救与呼救。

(6)放松全身,让身体漂浮在水面上,将头部浮出水面,用脚踢水,防止体力丧失,等待救援。

(7)如果在水中脚突然抽筋了,又无法靠岸时,立即求救。如周围无人,可深吸一口气潜入水中,伸直抽筋的腿,用手将脚趾向上扳,以解除抽筋。

2. 治疗

作为救护者一定要记住:对所有溺水休克者,不管情况如何,都必须从发现

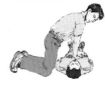

开始持续进行心肺复苏抢救。

（1）首先将溺水者救上岸。

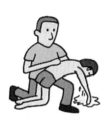

（2）立即清除溺水者口鼻中的淤泥、杂草、呕吐物等，并打开气道。

（3）进行控水处理（倒水），即迅速将患者放在救护者屈膝的大腿上，头部向下，随即按压背部，迫使吸入呼吸道和胃内的水流出，时间不宜过长（1分钟即够）。

（4）现场进行心肺复苏，并尽快搬上急救车，迅速向附近医院转送。

五、胸外按压小提示

胸外按压 30 次（17 秒完成）。

（1）部位：两乳头连线的中点或剑突上两横指。

（2）手法：采用双手叠扣法，腕肘关节伸直，利用身体重力，垂直向下用力按压。

（3）深度：胸骨下陷 5～6 cm。

（4）频率：100～120 次/分。

25

电击伤

一、疾病简介

俗称触电,通常是指人体直接触及电源,或经过空气或其他导电介质接触高压电,电流通过人体时引起的组织损伤和功能障碍,严重者可发生心跳和呼吸骤停。超过1 000 V(伏)的高压电还可引起灼伤,闪电损伤(雷击)属于高压电损伤范畴。

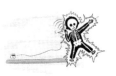

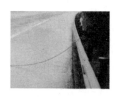

二、常见病因

(1)工作环境多于马路边,距离电线较近。

(2)在狂风等恶劣天气执勤,易接触断裂电线。

(3)暴雨天涉水指挥交通,易触电。

三、常见症状

(1)电击伤。当人体接触电流时,轻者立刻出现惊慌、呆滞、面色苍白、接触部位肌肉收缩,且有头晕、全身乏力,重者出现昏迷、持续抽

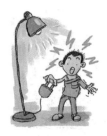

搐、心跳和呼吸停止。

（2）电热灼伤。电流在皮肤入口处灼伤程度比出口处重，灼伤皮肤呈灰黄色焦皮，中心部位低陷，周围无红肿，疼痛等。

（3）闪电损伤。当人被闪电击中，心跳和呼吸常立即停止。

四、预防与治疗

1. 预防

（1）执勤过程中注意安全规范用电防止电击伤。

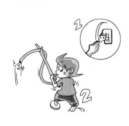

（2）首要的是立即切断电源。用干木棍或其他绝缘物将电源拨开，切忌用手拉触电者，不能因救人心切而忘了自身安全。

（3）雷电天气执勤不宜使用无防雷措施的电器，切勿接触天线、水管、铁丝网、金属门窗、建筑物外墙。避免使用电话和无线通信设备，远离树木、电线杆。

2. 治疗

（1）立即切断电源。

（2）呼吸心搏骤停者进行心肺复苏。

五、安全用电小贴士

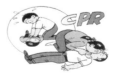

（1）学会在紧急情况下关断总电源。

（2）不用手或导电物去接触、探试电源插座内部。

（3）不用湿手触摸电器，不用湿布擦拭电器。

（4）电器使用完毕后应拔掉电源插头。

（5）插拔电源插头时不要用力拉拽电线。

（6）电线的绝缘皮剥落，要及时更换新线或者用绝缘胶布包好。

（7）不随意拆卸、安装电源线路、插座、插头等。

（8）有人触电要设法及时关断电源，不要用手直接去救人。

26

偏头痛

一、疾病简介

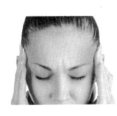

偏头痛是发作性且常为单侧的搏动性头痛,有家族发病倾向,周期性发作,表现为发作性的偏侧搏动性头痛,伴恶心、呕吐,经一段间歇期后再次发病,在安静、黑暗环境内或睡眠后头痛缓解。在头痛发生前或发作时可伴有神经、精神功能障碍。在我国有大量患者因偏头痛而影响工作、学习和生活。多数患者有家族史。

二、常见病因

（1）长期加班,工作压力大、睡眠不足。

（2）长期于马路执勤,噪声刺激大、灯光过强。

（3）车辆尾气等刺激性气味。

（4）长时间户外工作,天气变化特别是天气转热、多云或天气潮湿易诱发偏头痛。

（5）饮食不规律、酒精、吸烟、高脂饮食、腌制食品等。

三、常见症状

（1）前驱期。表现为精神、心理改变，如精神抑郁、疲乏无力、懒散、昏昏欲睡，也可情绪激动。易激惹、焦虑、心烦或欣快感等。

（2）头痛期。疼痛多始于一侧眶上、眶后部或额颞区，逐渐加重而扩展至半侧头部，甚至整个头部及颈部。头痛为搏动性，呈跳痛或钻凿样，疼痛程度逐渐加重发展成持续性剧痛。常伴恶心、呕吐、畏光、畏声。

（3）有的患者面部潮红，大量出汗，眼结膜充血；有的患者面色苍白，精神萎靡，厌食。

（4）一次发作可持续 1～3 天，通常睡觉后头痛症状明显缓解，但发作过后连续数日倦怠无力。

四、预防与治疗

1. 预防

（1）注意气候的影响，风、燥、湿热、暴风雨、明亮耀眼的阳光、寒冷、雷声等气候变化均可诱发偏头痛发作，注意避风寒、保暖，阳光下佩戴防护眼镜，不要暴晒淋雨，防止诱发致病

（2）注意睡眠、运动或过劳的影响，注意规律的睡眠，注意劳逸结合。

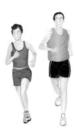

（3）缓解不良情绪，倡导有规律的锻炼，如长跑等，可能有效地减少偏头痛发作。

（4）引起偏头痛的食物。① 含高酪氨酸的食物,如奶制品;② 动物脂肪诱发偏头痛占全部食物因素的 49.8%,严格控制此类食物摄食可防止偏头痛发作;③ 酒精、饮料:特别是红色葡萄酒、白酒,柠檬汁、柑橘、冰淇淋等;④ 牛肉、香肠、肉类腌制品、酱油等。

2. 治疗

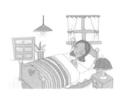

治疗包括药物治疗和非药物治疗两个方面。

（1）轻微头痛:停止工作活动,在安静舒适的环境下卧床休息,按照医嘱服用止痛药物。

（2）伴随恶心、呕吐等症状的立即送急诊治疗。

（3）缓解期可就诊于神经内科、中医科进行预防性治疗。

五、护理小贴士

（1）减轻或终止头痛发作。

（2）缓解伴发症状。

（3）预防头痛复发。

（4）磁疗、心理疏导,缓解压力,保持健康的生活方式,避免各种偏头痛诱因。

27

失眠症

一、疾病简介

失眠是以经常不能获得正常睡眠为特征的一种病证。指入睡困难、睡眠中间易醒及早醒、睡眠质量低下、睡眠时间明显减少，严重者可彻夜不眠等。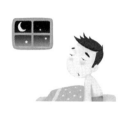长期失眠易引起心烦意乱、疲乏无力，甚至可以出现头痛、多梦、多汗、记忆力减退等一系列临床症状，并诱发一些心身性疾病。

二、常见病因

（1）职业压力大，心理、精神因素导致的失眠。

（2）长期露天执勤，多处于亚健康状态。

（3）需要值班而造成睡眠环境的改变，卧室内强光、噪声、过冷或过热等。

（4）晚间饮用茶、咖啡、可乐类饮料、酒精等可引起失眠。

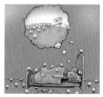

三、常见症状

（1）入睡困难。

（2）不能熟睡，睡眠时

间减少。

（3）早醒、醒后无法再入睡。

（4）频频从噩梦中惊醒，自感整夜都在做噩梦。

（5）睡过之后精力没有恢复。

（6）发病时间可长可短，短者数天可好转，长者持续数天难以恢复。

（7）容易被惊醒，有的对声音敏感，有的对灯光敏感。

（8）很多失眠者喜欢胡思乱想。

（9）长时间的失眠会导致神经衰弱和抑郁症，而神经衰弱患者的病证又会加重失眠。

四、预防与治疗

1. 预防

（1）睡眠工具。床按南北顺向摆放，头北脚南使机体不受地磁的干扰；床铺的硬度宜适中；枕高一般以睡者的一肩（约 10 cm）为宜。在夏季，枕头要经常翻晒，免让病菌进入口鼻。

（2）避免熬夜，晚上 11:00 至凌晨 3:00 是肝胆的最佳排毒时间，需熟睡，早睡早起对身体最好，养成良好的睡眠习惯。

（3）睡前不要喝咖啡、浓茶和吸烟等，这些物质对入眠有一定的负面影响；可以喝些牛奶、淡淡的绿茶。

（4）睡前可以把手叠放在小腹上，采用腹式呼吸，把注意力转移到小腹，可以配合默念数数，能够很快地入睡,而且还有瘦腹部的功效。

(5)睡前可以用微烫
的热水泡脚,至额头稍微
有些出汗为佳,也可用稳
迈舒运动按摩或镂空的磨
脚石搓一搓双脚,促进血
液循环,改善睡眠质量。

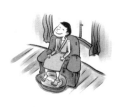

2. 治疗

(1)失眠者可就诊于神经内科、中医科、心理
咨询科,积极治疗。

(2)饮食疗法。

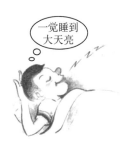

① 酸枣仁粥

【原料】酸枣仁末
15 g、粳米 100 g。

【制作】先以粳米煮
粥,临熟,下酸枣仁末
再煮。

【用法】空腹食用。

【功效】宁心安神。适用于心悸、失眠、多梦、
心烦。

② 小米枣仁粥

【原料】小米 100 g、枣仁末 15 g、蜂蜜 30 g。

【制作】小米煮粥,候熟,入枣仁末,搅匀。

【用法】食用时,加蜂蜜,日服 2 次。

【功效】补脾润燥,宁心安神。治纳食不香、夜
寐不宁、大便干燥。

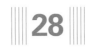

28

毒蛇咬伤中毒

一、疾病简介

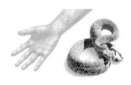

全世界每年被毒蛇咬伤、致死者有 2 万～2.5 万人。世界上有毒蛇近 650 种，我国有 50 余种，有剧毒、危害巨大的有 10 种，如大眼镜蛇、金环蛇、眼镜蛇、五步蛇、银环蛇、蝰蛇、蝮蛇、竹叶青、烙铁头、海蛇，咬伤后能置人于死地。这些毒蛇夏秋季常在南方森林、山区、草地中出现，我国以广东、广西、福建、云南蛇害严重。被毒蛇咬伤机会较多的人群为户外工作者。咬伤部位以手、臂、足和下肢为常见。

毒蛇的头多呈三角形，颈部较细，尾部短粗，色斑较艳，咬人时嘴张得很大，牙齿较长。毒蛇咬伤部常留两排深而粗的牙痕。在无法判定是否毒蛇咬伤时，按毒蛇咬伤急救。

毒蛇咬伤的牙痕

无毒蛇咬伤的细小牙痕

二、常见病因

长期户外工作,多处于路边草丛旁。

三、常见症状

(1)神经毒素中毒。见于金环蛇、银环蛇及海蛇等咬伤。毒液主要作用于神经系统。先使伤处发麻,并向近心侧蔓延后而引起头晕、视力模糊、眼睑下垂、语言不清、肢体软瘫、吞咽和呼吸困难等;最后可导致呼吸循环衰竭。

(2)血液循环毒素中毒。见于竹叶青、蝰蛇和龟壳花蛇等咬伤。毒液主要影响血液及循环系统,引起溶血、出血、凝血及心脏衰竭。可使伤处肿痛,并向近心侧蔓延,邻近淋巴结也有肿痛;并引起恶寒发热、心率和心律失常、烦躁不安或谵妄,还有皮肤紫斑、黄染,这可引起血尿和尿少等;最后可导致心、肾、脑等的衰竭。

(3)混合毒素中毒。兼有神经毒和血液毒的毒蛇,常见于蝮蛇、大眼镜蛇和眼镜蛇等咬伤。其毒液具有神经毒素和血液毒素的两种特性。

四、预防与治疗

1. 预防

(1)预防毒蛇咬伤,重点应对多蛇地区及被蛇咬伤机会较多的人群进行蛇生活习惯和蛇咬伤防治

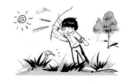

知识的宣传教育。

（2）野外工作进入草丛前，应先用棍棒驱赶毒蛇，在深山丛林中作业与执勤时，要随时注意观察周围情况，及时排除隐患。

（3）户外工作者要穿好长袖上衣、长裤及鞋袜，必要时戴好草帽，根据情况穿戴防护手套和靴鞋。

（4）四肢涂擦防蛇药液及口服蛇伤解毒片，均能起到预防蛇咬伤的作用。

（5）对住宅周围的杂草、乱石要经常清理，使蛇无藏身之地。

（6）遇到毒蛇时不要惊慌失措，采用左、右拐弯的走动来躲避追赶的毒蛇，或是站在原处，面向毒蛇，注意来势左右避开，寻找机会拾起树枝自卫。

（7）有计划地按有关管理部门规定开展防蛇和捕蛇活动。

2. 治疗

被蛇咬伤，如不能确切排除毒蛇咬伤者，应按毒蛇咬伤观察和处理。密切注意患者的意识、

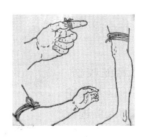

血压、脉搏、呼吸和局部伤口等情况。要分秒必争抢救，被咬伤者要保持安静，不要惊慌奔走，以免加速毒液吸收和扩散。

（1）绷扎。被毒蛇咬伤的肢体应限制活动。在伤口上方的近心端肢体，伤口肿胀部位上方用绷带绷扎压迫，阻断淋巴回流，可延迟蛇毒扩散。

（2）伤口清创。为预防蛇毒吸收，将肢体放在低位。在伤口近心端有效绷扎后，局部伤口消毒，将留在组织中的残牙用刀尖或针细心剔除。

（3）冰敷法。有条件时，在绑扎的同时用冰块敷于伤肢，使血管及淋巴管收缩，减慢蛇毒的吸收。也可将伤肢或伤指浸入 4～7℃ 的冷水中，3～4 小时后再改用冰袋冷敷，持续 24～36 小时即可，但局部降温的同时要注意全身保暖。在运送途中，仍用凉水湿敷伤口。

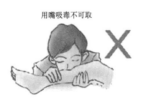

用嘴吸毒不可取

（4）伤肢制动。受伤后走动要缓慢，不能奔跑，以减少毒素的吸收，最好是将伤肢临时制动后放于低位，送往医疗机构。

（5）及时拨打"120"急救电话。

五、蛇伤现场急救歌

被蛇咬伤不要跑，

快把伤口处理好，

一扎二洗三挤毒，

四点火柴烧伤口，

五喝一碗浓茶水，

伤口周围敷辣草。

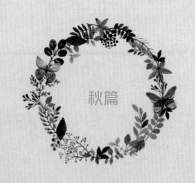

秋篇

秋凉晚步
秋气堪悲未必然
轻寒正是可人天
绿池落尽红蕖却
荷叶犹开最小钱
——杨万里

29

沙眼

一、疾病简介

沙眼是一种常见的眼部感染疾病,是由微生物沙眼衣原体引起的一种慢性传染性结膜角膜炎,因其在睑结膜表面形成粗糙不平的外观,形似沙粒,故名沙眼。人对沙眼的免疫力很弱,可以重复感染。沙眼是我国致盲的主要眼病之一。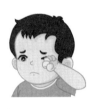

二、常见病因

(1)户外环境,空气中尘土飞扬有利于疾病的传播。

(2)户外工作,无法及时洗手保持清洁。

(3)工作劳累,免疫力降低。

(4)户外蚊蝇多,易传播。

三、常见症状

(1)急性发作期。怕光、流泪、发痒、异物感、分泌物增多、眼部不适感。

(2)慢性发作期。眼睑结膜充血、乳头增生、滤泡,角膜白色瘢痕、睑内翻、倒睫、角膜溃疡,严

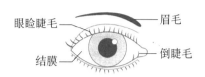

眼睑睫毛　　眉毛　　结膜　　倒睫毛

重时影响视力,甚至失明。

四、预防与治疗

1. 预防

(1) 讲究卫生,不使用公共毛巾,使用流动水洗脸。

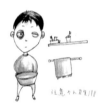

(2) 洁面、清洁眼部的脸盆,毛巾应专人专用,做到一人一巾。

(3) 养成良好的卫生习惯,不直接用手揉眼睛。

(4) 在接触密集人群后,应及时用流动水洗手。

(5) 秋季多风,空气干燥,容易传播眼病,可佩戴眼镜等做好防护措施。

(6) 做好驱蚊灭蝇工作,保持环境的通风清洁。

2. 治疗

(1) 若出现眼部不适,发痒发红、流泪等症状时,应立即到眼科门诊就医。

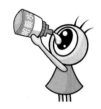

(2) 遵医嘱使用滴眼液

或抗生素。

（3）沙眼患者使用的脸盆、毛巾、衣物应用热水煮沸，勤洗手、勤洗晒。

五、预防小贴士

（1）保持面部清洁。

（2）不用手揉眼。

（3）手巾、手帕要勤洗、晒干。

（4）分盆分毛巾或流水洗脸。

30

便秘

一、疾病简介

便秘是临床常见的复杂症状,而不是一种疾病,主要是指排便次数减少(1周内大便次数少于2～3次,或者2～3天才大便1次)、粪便量减少、粪便干结、排便费力等。必须结合粪便的性状、个人平时排便习惯和排便有无困难做出有无便秘的判断。如超过6个月即为慢性便秘。

二、常见病因

(1)由于工作紧张、生活节奏过快、工作性质和时间变化、精神因素等干扰了正常的排便习惯。

(2)进食量少或食物缺乏纤维素或水分不足,对结肠运动的刺激减少。

(3)便秘后自行滥用强泻剂,易导致正常的排便反射减弱或消失。

三、常见症状

(1)便意少,便次也少。

(2)排便不畅、费力。

(3)大便干结、硬便,排便不净感。

（4）便秘伴有腹痛或腹部不适，部分患者还伴有失眠、烦躁、多梦、抑郁、焦虑等精神心理障碍。

四、预防与治疗

1. 预防

（1）调整饮食结构——饮食的量：足够的量可刺激肠蠕动，使粪便正常通行和排出体外。特别是早饭要吃饱，因为早餐后能引起胃结肠反射，有利排粪运动。

（2）调整饮食结构——饮食的质：主食不要太过精细，多吃些粗粮和杂粮；多食富含纤维素的蔬菜，如韭菜、芹菜等。

（3）调整饮食结构——足够的水分：肠道中的水分相对减少，粪便干燥导致大便秘结。足量饮水，使肠道得到充足的水分可利于肠内容物通过。建议每天至少喝 6 杯 250 ml 的水。

（4）养成良好的排便习惯：每日定时排便，形成条件反射，建立良好的排便规律。有便意时不要忽视，及时排便。排

便的环境和姿势尽量方便，免得抑制便意、破坏排便习惯。

（5）对于还没有良好排便习惯者，建议每天早晨去厕所蹲 5 分钟左右，逐渐建立正常的排便习惯。因为结肠运动有一定的规律性，早晨起床

后，人由平卧位转变为起立，结肠会发生直立反射，推动粪便下移进入直肠，引起排便反射。

（6）避免排便习惯受到干扰：由于精神因素、生活规律的改变、过度疲劳等未能及时排便，易引起便秘。

（7）避免滥用泻药：滥用泻药会使肠道的敏感性减弱，形成对某些泻药的依赖性，造成便秘。

（8）合理安排生活和工作，做到劳逸结合。适当的文体活动，特别是腹肌的锻炼有利于胃肠功能的改善。

2. 治疗

（1）及时治疗肛裂、肛周感染等疾病。

（2）有便秘者及时前往医院消化内科、中医科就诊，查明病因，按医嘱治疗。

五、预防便秘 8"不要"

（1）不要边上厕所边看报纸或书。

（2）不要熬夜、吃夜宵。

（3）不要酗酒、抽烟。

（4）不要随意服用泻药。

（5）不要过度节食。

（6）不要常吃快餐或便当。

（7）不要总是开车、坐车、不走路。

（8）不要为了工作或压力忍住便意。

31

原发性高血压

一、疾病简介

原发性高血压指病因未明、以体循环动脉血压升高为主要表现的临床综合征。在静息状态下,动脉收缩压 ≥ 140 mmHg 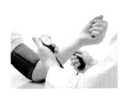(18.7 kPa)和(或)舒张压≥90 mmHg(12.0 kPa),常伴有脂肪和糖代谢紊乱,以及心、脑、肾和视网膜等器官功能性或器质性改变。

分类	收缩压(mmHg)		舒张压(mmHg)
正常血压	<120	和	<80
正常高值	120～139	和(或)	80～89
高血压	≥140	和(或)	≥90
1 级高血压(轻度)	140～159	和(或)	90～99
2 级高血压(中度)	160～179	和(或)	100～109
3 级高血压(重度)	≥180	和(或)	≥110
单纯收缩期高血压	≥140	和	<90

二、常见病因

(1) 性别。男性居多,男性患病高于女性。

(2) 精神心理因素。精神紧张,不良的精神刺激、噪声等均可能影响血压水平。

（3）不规律的饮食习惯,大量饮酒,长期喝浓咖啡,膳食中缺少钙等可促使血压增高。

（4）吸烟。烟草中烟碱和微量元素镉含量较高,吸入过多的烟碱和镉可导致血压升高。

（5）肥胖和超体量。工作时间长、长期站立、压力大,缺乏规律的运动习惯。

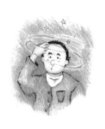

三、常见症状

（1）起病隐匿,进展缓慢,初期很少有症状。

（2）一般症状:头晕、头胀、失眠、健忘、耳鸣、乏力、多梦、易激动。

（3）靶器官损害。

① 心脏。高血压是冠心病主要危险因子,合并冠心病可出现心绞痛、心肌梗死等症状。

② 肾脏。夜尿增多,严重肾损害时可出现慢性肾功能衰竭症状。

③ 脑。头痛、眩晕、头胀、眼花等。血压骤然升高可产生高血压脑病,出现剧烈头痛、呕吐、视力减退、抽搐、昏迷等脑水肿和颅内高压症状。

四、预防与治疗

1. 预防

1）减轻精神压力,保持
心理平衡

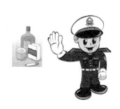

2）减少钠盐摄入

（1）每日钠盐摄入应逐渐减至 6 g 以下，建议使用可定量的盐勺。

（2）减少味精、酱油等含钠盐的调味品用量。

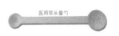

（3）少食或不食含钠盐量较高的各类加工食品，如咸菜、火腿、香肠及各类炒货。

（4）增加蔬菜和水果的摄入量，多吃芹菜、黑木耳等。

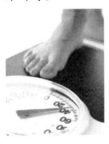

（5）肾功能良好者，使用含钾的烹调用盐。

3）控制体重

（1）减轻体重：按中国标准体重指数（BMI）≥23 时称为超重，BMI = 体重（kg）÷ 身高（m）的平方；

（2）饮食。遵循平衡膳食原则，控制高热量食物（高脂肪食物、含糖饮料及酒类等）的摄入，适当控制主食（碳水化合物）用量。

（3）运动。规律的中等强度的有氧运动是控制体重的有效方法。

4）戒烟、限酒

5）体育锻炼

每天应进行 30 分钟左右适当的体力活动；每周 1 次以上的有氧体育锻炼，如步行、慢跑、骑车、游泳、做健美操、跳舞和非比赛性划船等。

6）合理的活动安排

（1）5～10 分钟的轻度热身活动。

（2）20～30 分钟的耐力活动或有氧运动。

（3）放松阶段，约 5 分钟，逐渐减少用力，使心脑血管系统的反应和身体产热功能逐渐稳定下来。

2. 治疗

（1）非药物治疗。改善生活方式。

（2）高血压是一种终身性疾病，一旦确诊后应坚持终身治疗。

五、护理小贴士

（1）合理膳食。

（2）适量运动。

（3）戒烟限酒。

（4）心理平衡。

（5）自我管理。

（6）按时就医。

32

冠心病

一、疾病简介

冠心病是冠状动脉粥样硬化性心脏病的简称。心脏大部分的血液供应来自于冠状动脉，由于脂质代谢异常，血液中的脂质

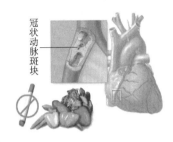

冠状动脉斑块

沉着在原本光滑的动脉内膜上，使管腔发生堵塞及冠状动脉功能性的改变，导致心肌缺血、缺氧而引起的心脏病，亦称为缺血性心脏病。冠心病由于发病率高、病死率高，严重危害着人类的身体健康，从而又称为"人类的第一杀手"。

二、常见病因

（1）年龄与性别。45岁以上的男性，55岁以上或者绝经后的女性。

（2）寒冷冬季长期高强度工作引发劳累、情绪激动等。

（3）血脂异常、高血压、糖尿病。

（4）吸烟、超重、肥胖、缺乏运动。

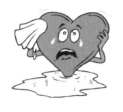

三、常见症状

（1）心绞痛。外出工作、饱餐、寒冷时，出现心慌、气短、疲劳和呼吸困难感。

（2）心绞痛的特征。

① 疼痛部位：胸骨后。

② 疼痛放射：向下颌、左上肢、左肩放射。

③ 疼痛性质：压榨性、烧灼样。

④ 疼痛持续时间：1～5分钟，不超过15分钟。

⑤ 诱因：劳累、寒冷或饱餐。

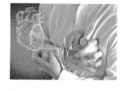

⑥ 疼痛缓解方式：休息、舌下含化硝酸酯类。

（3）熟睡或噩梦过程中突然惊醒。

（4）用力排便时出现心慌、胸闷、气急或胸痛不适等。

（5）反复出现脉搏不齐，过速或过缓。

四、预防与治疗

1. 预防

（1）生活要有规律，避免精神过度紧张和情绪波动。

（2）少吃动物脂肪和胆固醇含量高的食物，

如蛋黄、鱼子、动物内脏等，多吃鱼、蔬菜、水果、豆类及豆制品。

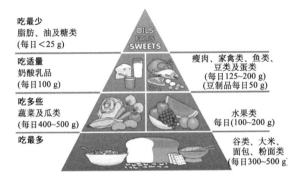

吃最少 脂肪、油及糖类 （每日＜25 g）	
吃适量 奶酸乳品 （每日100 g）	瘦肉、家禽类、鱼类、 豆类及蛋类 （每日125~200 g） （豆制品每日50 g）
吃多些 蔬菜及瓜类 （每日400~500 g）	水果类 每日（100~200 g）
吃最多	谷类、大米、 面包、粉面类 （每日300~500 g）

（3）糖类食品应适当控制。限制食盐，每日 5 g 以下。

（4）参加适当的体力劳动和体育活动，如散步、打太极拳、做广播操等。肥胖者要逐步减轻体重。

（5）不吸烟，不酗酒。

2. 治疗

（1）出现疼痛后立即休息，及时前往心内科治疗。

（2）持续疼痛或服药不能缓解，应立即送医院急诊。

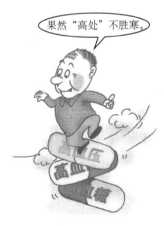

果然"高处"不胜寒。

（3）积极治疗高血压、糖尿病、高脂血症等与冠心病有关的疾病。

（4）有冠心病者常备缓解心绞痛的药物，如硝酸甘油片以便应急服用。

五、心绞痛的诱发因素

（1）以体力劳累为主，其次为情绪激动。

（2）登楼、平地快步走、饱餐后步行、逆风行走。

（3）用力大便、将臂举过头部的轻微动作。

（4）暴露于寒冷环境、进食冷饮。

（5）情绪变化，都可诱发。

33

脂肪肝

一、疾病简介

随着我国生活水平提高、饮食结构变化,脂肪肝越来越受到大家的关注。脂肪肝又叫脂肪性肝病,是在多种病因的作用下(四大病因是肥胖症、慢性酒精中毒、糖尿病、高脂血症),肝细胞出现脂肪变性,脂肪在肝脏堆积过多,超过肝脏重量的 5％,或肝活检有 30％以上肝细胞有脂肪变性且呈弥漫性分布于全肝,称为脂肪肝。

脂肪肝
注意:肝脏体积渐渐增大,颜色渐渐变黄,因脂肪充满而表面油腻有光泽

重度脂肪肝
注意:上图是脂肪肝较严重的一种级别,更常见于不正确的饮食,过量酗酒或肥胖

二、常见病因

(1) 不良饮食习惯。长期喜欢吃油炸食

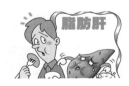

物、肥肉。

（2）不良生活习惯。因为工作的性质站得太久，所以不喜欢运动。

（3）有糖尿病、高脂血症、怀孕、高尿酸血症者。

（4）肥胖。

（5）服用某些对肝脏损害的药物，如四环素、泼尼松、雌激素等。

（6）遗传因素。有脂肪肝家族史者。

三、常见症状

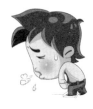

（1）早期没有明显的临床症状。

（2）部分人有消化系统表现：恶心、呕吐、乏力疲倦、腹胀和右上腹不适。

（3）进一步发展，可出现黄疸、腹水、静脉曲张和下肢水肿等。

（4）极少数人在肝硬化的基础上可并发肝癌，出现肝区疼痛、肝区包块等。

四、预防与治疗

1. 预防

1）戒酒

2）控制体重

肥胖者要控制体重，逐渐减肥，忌快速减肥。

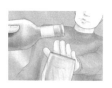

3）坚持锻炼,改变多坐少动的不良生活方式

（1）采用中等量的有氧运动：散步、小跑、跳舞、网球、游泳、羽毛球、爬山等；

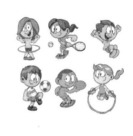

（2）运动时脉搏不超过（170－实际年龄）次/分为宜。

4）合理膳食,改变不良的饮食结构

（1）避免高脂肪、高胆固醇、高热量饮食,少吃动物内脏如猪肝、猪肾等、油炸、油煎食物。禁食黄油、猪油、肥肉；禁用甜食,不吃巧克力,每天吃多糖的食品不应超过 250 g。

（2）烹调时尽量少用油,用橄榄油、葵花籽油、豆油、芝麻油、菜籽油等植物油,忌用动物油,每天用油量不超过 10 g。多用蒸、煮、炖、汆、熬、拌等烹调方法。

（3）适当进食一些有抗脂肪肝作用的食物：燕麦、玉米、海带、大蒜、苹果、牛奶、洋葱、甘薯、花生、山楂、胡萝卜等,这些食物有助于降低血脂和胆固醇、保持大便通畅。

5）糖尿病患者要控制血糖

6）高血脂患者应合理用药降低血脂

7）避免接触化学毒物和使用激素等药物

2. 治疗

（1）查找病因,去除诱因,积极治疗原发疾病。

（2）饮食治疗，节制饮食。

（3）运动治疗，控制体重。

（4）心理治疗。保持良好的心态，消除恐惧心理和焦虑的情绪。

（5）药物治疗。遵医嘱予以保肝、降酶、调脂药物。

五、食疗小贴士

茶：降低血脂和胆固醇水平，增强微血管壁的韧性，抑制动脉粥样硬化。

牛奶：含较多的钙质，能抑制人体内胆固醇合成酶的活性，也可减少人体对胆固醇的吸收。

燕麦：含极丰富的亚油酸和丰富的皂苷素，可降低血清总胆固醇、甘油三酯和 β-脂蛋白，防止动脉粥样硬化。

海带：含有丰富的牛磺酸和纤维褐藻酸，可降低血液中的胆固醇和抑制肠道中脂肪酸的吸收。

苹果：含有丰富的果胶，可以促进肠道的排泄。

玉米：含有丰富的钙、硒、卵磷脂、维生素 E 等，具有降低血清胆固醇的作用。

34

高脂血症

一、疾病简介

由于脂肪代谢和运转异常而使血液内脂质水平高于正常范围称高脂血症，又称为高脂蛋白血症。通常血脂包含胆固醇、甘油三酯、类脂。血脂异常以及与其他心血管风险因素相互作用导致动脉粥样硬化，增加心脑血管疾病的发病率和病死率。防治血脂异常对提高生命质量、延长寿命具有重要意义。

二、常见病因

（1）工作时间长，长期饮食不规律，进食过油腻的食物。

（2）日常工作繁忙，体育锻炼活动时间不足。

（3）年龄的增加。

（4）吸烟、酗酒。

（5）遗传因素。

（6）继发于某些疾病：糖尿病、肝肾疾病、甲状腺功能减退症等。

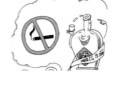

三、常见症状

（1）多数患者无明显的症状和体征，常在体

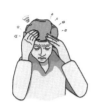

检时发现。

（2）黄色瘤：最常见的是眼睑周围扁平黄色瘤，由于脂质局部沉积引起。

（3）胰腺炎：部分家族性血脂异常的人群可发生，腹部剧烈疼痛，恶心，呕吐。

（4）高血压：常见头晕，头痛、注意力不集中。

四、预防与治疗

1. 预防

（1）定期体检，积极配合治疗。

（2）合理安排作息，定时进餐。

（3）戒烟，适量饮酒，禁烈性酒。

（4）合理饮食，不宜暴饮暴食，改变饮食结构。

① 食用高纤维、低脂肪、低胆固醇、低热量新鲜的植物蛋白质：大豆、花生、小麦、玉米、菜籽、葵花籽等。

② 食用富含植物蛋白质的蔬菜：西兰花、豌豆、菠菜、紫甘蓝等。

③ 适量食用具有降脂的食物：杏仁、红豆、

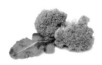

黄豆。

④ 减少饱和脂肪酸及
胆固醇的摄入：奶油、猪油、
黄油、蛋黄、动物内脏、猪
皮、鸡皮等。

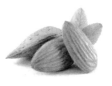

（5）增加有规律的体力活动，控制体重。

① 保持规律的活动，每日步行 3 km 或 5 000
步以上。

② 根据个人情况选择有兴趣的体育活动：
打羽毛球、慢跑、骑自行车、游泳、爬山等。

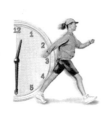

③ 坚持锻炼，每周至少
5 次，每次 30 分钟左右。

④ 运动时脉搏不超过
（170 — 实际年龄）次/分
为宜。

（6）有高危因素的人群
应警惕。

① 有高脂血症家族史者。

② 已患有糖尿病、冠心病、体重超标的肥胖
人群。

③ 40 岁以上男性或绝经期后女性。

2. 治疗

（1）及时就医。① 有腹痛、头晕头痛等并发
症状时应及时就医。② 定时体检，发现异常应门
诊查找原因，对症处理。

（2）遵医嘱使用降脂调脂药物。

五、减脂粥

1. 山楂粥

原料：山楂 30～45 g（或鲜山楂 60 g），粳米 100 g，砂糖适量。

制作：将山楂煎取浓汁，去渣，同洗净的粳米同煮，粥将熟时放入砂糖，稍煮 1～2 沸即可。

用法：当点心热服；10 日为 1 个疗程。

注意：不宜空腹及冷食。

2. 泽泻粥

原料：泽泻 15～30 g，粳米 50～100 g，砂糖适量。

制作：先将泽泻洗净，煎汁去渣，入淘净的粳米共煮成稀粥，加入砂糖，稍煮即成。

用法：每日 1～2 次，温热服。

35

关节炎

一、疾病简介

关节炎发生在人体关节及其周围组织的炎性疾病，可分为数十种。我国的关节炎患者有1亿以上，且人数在不断增加。主要表现为关节 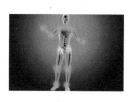 的红、肿、热、痛、功能障碍及关节畸形，严重者可导致关节残疾，影响患者生活质量。

二、常见病因

（1）长时间站立，关节处于紧张状态。

（2）长期户外工作，风雨寒冷天气时，透骨的湿寒直接侵袭关节。

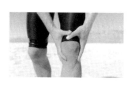

（3）关节长期受到轻微的、不容易注意的外伤，过度的不适当运动。

（4）肥胖增加关节负担。

三、常见症状

（1）关节疼痛为最主要表现。

（2）关节周围肿胀、发热。

（3）功能障碍。关节疼痛及炎症引起关节周围组织水肿，导致活动受限。长期的活动受限，可能会导致永久性的功能丧失。

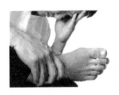

（4）关节僵直。关节经过休息后和活动状态下，转为再次活动起动时，感到关节不适、发涩、关节活动有障碍。

四、预防与治疗

1. 预防

（1）避免诱发关节炎发病的环境因素，雨雪天气可佩戴护膝护肩等做好防护，以免关节长期暴露于湿冷环境中。

（2）养成良好的生活方式，科学合理饮食，避免营养缺乏和肥胖。

（3）戒烟、限酒，以免诱发类风湿关节炎。

（4）适量活动，避免关节长时间保持同一姿势。

（5）适量运动，增强体质，增强机体免疫力。

（6）保持乐观、稳定的心态。

2. 治疗

（1）及时治疗。出现症状及时就诊于骨科、风湿科。

（2）外科手术治疗：关节矫形、关节置换等。

（3）物理治疗。电疗（低频脉冲电疗、中频电流疗法、高频电疗)、光疗(红外线、紫外线)和冷疗等。

（4）康复、职业训练。在康复专科医师指导下进行功能锻炼，调整生活方式。

（5）心理疗法。保持乐观的情绪，消除抑郁状态。

五、嘌呤食物分类

1. 高嘌呤食物

急性期、缓解期的痛风患者均禁用。动物的脑、心、肾、肝及鹅肉、鸡、肉末、肉汤、小鱼干、乌鱼皮、乌贼鱼、鲨鱼、鳕鱼、海鳗、海参、带鱼、沙丁鱼、蛤蜊、牡蛎、干贝、蚝、贻贝、鲢鱼、鲤鱼、鱼子、豆苗、黄豆芽、芦笋、菜花、紫菜、香菇、鸡汤、酵母及各种酒类。

2. 中嘌呤食物

缓解期的患者少量食用。鱼、肉、禽、贝类、虾、螃蟹、干豆类、扁豆、豆腐以及笋干、金针菜、银耳、龙须菜、菠菜、蘑菇、芦笋、花生、腰果、芝麻等。

3. 低嘌呤食物

不必严格控制。五谷类的大米、大麦、小麦、燕麦、面包、面条、高粱、玉米、马铃薯、甘薯、通心粉，蛋类的鸡蛋、鸭蛋、皮蛋，奶类的牛奶、乳酪、冰淇淋，饮料类的汽水、苏打水、巧克力、可可、咖啡、麦乳精、果汁、茶、蜂蜜、果冻，以及杏仁、核桃、榛子、糖、果酱、蜂蜜、植物油。

36

风湿病

一、疾病简介

风湿病是一组侵犯关节、骨骼、肌肉、血管及有关软组织或结缔组织为主的疾病,呈急性或慢性结缔组织炎症。最常累及心脏和关节,其次是皮下、浆膜、血管和脑。临床上,除有心脏和关节症状外,常伴有发热、皮疹、皮下结节、小舞蹈病等症状和体征。

二、常见病因

（1）交警日常执勤时多受恶劣天气影响,风冷、潮湿。

（2）出勤要求骑摩托车关节长期受风侵袭。

（3）长期户外工作,大量紫外线辐射可以诱发风湿病。

三、常见症状

（1）关节疼痛、肿胀,乏力。

（2）晨僵。晨起时,关节出现较长时间（数半小时）僵硬,如胶黏着的感觉,在适当的活动后逐渐

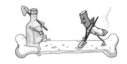

减轻。

（3）关节畸形和功能障碍。

四、预防与治疗

1. 预防

（1）户外执勤站立时应尽量挺胸、收腹，避免懒散松弛的驼背姿态。

（2）外出注意防寒保暖，居住的房屋最好向阳、通风、干燥。

（3）出汗较多时，须用干毛巾及时擦干，衣服汗湿后应及时更换，避免受风寒湿侵体。

（4）需要长期户外工作时做好防晒。

（5）洗漱宜用温水，睡前洗脚，促使下肢血流通畅、消肿痛、除风湿。

（6）坚持体育锻炼以增强体质，提高抗病能力。

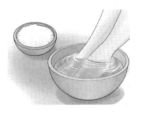

2. 治疗

（1）有明显的关节红、肿、热、痛者，要立即去医院免疫结缔组织疾病科就诊，卧床休息 2～3 周。

（2）积极配合医嘱治疗，坚持进行关节功能锻炼。

五、缓解晨僵手部操

（1）握拳：每天清晨起床之前，在床上进行握拳动作，速度不宜过快，但握时应用力握紧，每天做 50～100 次。

（2）分开手指：起床之前做此动作，和握拳交替练习，每天做 50～100 次。

（3）双手温水浴：起床后可将双手浸泡温水 20 分钟，水温保持在 50℃左右。

（4）腕关节屈伸练习：起床后活动腕关节，一般次数不应过多，30 次左右即可。

37

痔疮

一、疾病简介

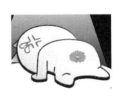

痔是人体直肠末端黏膜下和肛管皮肤下静脉丛发生扩张和屈曲所形成的柔软静脉团,是一种常见的肛肠疾病,又名痔疮、痔核、痔病、痔疾等。任何年龄都可发病,但随着年龄增长,发病率逐渐增高。肛门静脉壁因炎症侵犯后,常因便秘、排便用力过大或持续剧烈运动,引起痔下静脉破裂出血和血栓形成。

二、常见病因

(1)长期站立,直立体位受地心引力作用易导致痔疮发生。

(2)长期站立、憋尿,易发生前列腺肥大,导致外痔的形成。

(3)不良饮食习惯,如过食肥甘厚味、辛辣刺激食物容易引起外痔。

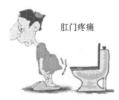

肛门疼痛

三、常见症状

(1)自觉肛缘出现肿块。

(2)肛门部位剧痛,且

行走不便,坐立不安。

(3) 在排便或剧烈活动后,感到肛门有突起的肿块,疼痛剧烈,活动受限,甚至坐卧不安。

(4) 便血:轻者多为大便或便纸上带血,继而滴血,重者为喷射状出血,便血数日后常可自行停止。

(5) 瘙痒:肛门周围往往有瘙痒不适,甚至出现皮肤湿疹。

四、预防与治疗

1. 预防

(1) 合理的饮食。日常饮食中应含有一定数量的"食物纤维"食品,如燕麦片、黑面包、蔬菜,水果和豆类。节制辛辣刺激性食物或调味品,如酒、辣椒、芥末、咖喱、酒和含酒饮料。

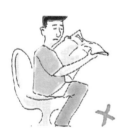

(2) 良好排便习惯的建立。最好在每天清晨起床或早餐后,利用"起立反射"及"胃结肠反射"引起排便。排便时不要看书,久蹲,同时要尽力缩短排便时间,特别是排便时间不能过长。

(3) 提肛运动。每天有意识收提肛门 1～2 次,每次约 5 分钟,有利于预防痔的发生。

(4) 适当的体育锻炼。尤其是从事久坐久立工作者应较多地参加一些体育活动,如工间操、

打太极拳和练气功
等，这可抵消体位
的不利因素。

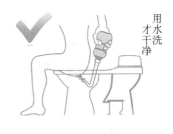

（5）注意肛门
部清洁。每次大便
后最好用温水清
洗，切勿用硬纸擦
拭，防止外伤，养成每次便后清洗的习惯。

2. 治疗

（1）目前常以手术切除或手术切开剥离血栓
治疗为主。

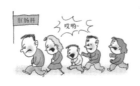

（2）血栓性外痔在
发病短时间内疼痛加
重、肿块无缩小趋势者，
应及时送至肛肠专科医
院进行手术治疗。

五、提肛运动

方法：可采用站立或者端坐姿势。像忍大便
一样，将肛门向上提，然后放松，接着再往上提，一
提一松，反复进行。站、坐、行均可进行，每次做提
肛运动50次左右，持续5～10分钟即可。

功效：提肛运动能改善局部血液循环，改善
肛门括约肌功能，预防肛门松弛，对防治期痔疮
和脱肛颇见功效。

38

半月板损伤

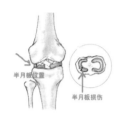

半月板位置

半月板损伤

一、疾病简介

膝关节半月板损伤是膝关节的常见疾患,半月板位于胫骨关节面上。日常生活中,膝关节进行伸屈、旋转活动时,半月板也出现相应的运动,膝关节由屈曲至伸直运动同时伴有旋转时,最易产生半月板损伤。半月板因长期磨损或急性损伤而一旦破裂后,即部分或完全丧失了其原有的功能,甚至在关节内形成干扰,影响膝关节的正常运动。

二、常见病因

（1）户外高强度的活动,下肢负重大、突发性过度内旋伸膝或外旋伸膝会引起损伤及撕裂。

（2）指挥交通时,身体旋转力度过大。

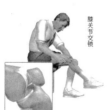

膝关节交锁

（3）长期站立姿势,半月板负重大。

三、常见症状

（1）压痛。沿膝关节的

内、外侧间隙或半月板周围有局限性压痛。

（2）关节暂时性交锁。在行走、下蹲等活动中，膝关节屈伸突然受限，像被卡住一样不能活动，并伴有明显的疼痛。

（3）关节肿胀。

（4）股四头肌萎缩。

（5）打软腿。

四、预防与治疗

1. 预防

（1）锻炼股四头肌，有利于保持关节稳定：脚脖上挂一定重量的沙袋，平卧床上，伸直下肢，用力将膝盖骨（髌骨）向上提，然后放松，反复用力，或将下肢伸直抬起，放下，反复进行。

（2）为了预防半月板损伤，运动前要充分做好准备活动，将膝关节周围的肌肉韧带充分活动开。

（3）不要在疲劳状态下进行剧烈运动，以免因反应迟钝、活动协调性差而引起半月板损伤。

（4）饮食。少食油腻、高脂肪食物，多食蔬菜水果，少食细粮，多食粗粮。软组织未治愈前，饮食忌吃鸡、鲤鱼、酸笋、牛肉、姜等。

2. 治疗

（1）急性期立即停止活动、膝关节局部冷敷止血，送急诊对症治疗：如关节有明显积液（或积血），应在严格无菌操作下抽出积液；如关节有"交锁"症状，应用手法解除"交锁"症状。

（2）在石膏固定期间和去除石膏固定后，都要积极锻炼股四头肌，以防肌肉萎缩。

五、防护小贴士

半月板防护主要是针对超出日常活动强度时候需要注意的问题，防护方法通常是采取两种方式：一是降低运动强度；二是使用有保护半月板功能的运动护具。运动过程中先热身，充分热身后对一些强度稍高的运动应该采取循序渐进的原则就行。对于半月板已经受损的情况，防护方法为使用有专门保护半月板功能的运动护具，日常多一些针对膝关节周围肌肉组织的锻炼。

冬篇

小至

天时人事日相催　冬至阳生春又来
刺绣五纹添弱线　吹葭六管动浮灰
岸容待腊将舒柳　山意冲寒欲放梅
云物不殊乡国异　教儿且覆掌中杯

——杜甫

39

冻伤

一、疾病简介

冻伤是由于寒冷潮湿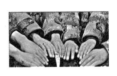作用引起的人体局部或全身损伤。轻者可造成皮肤轻微损伤,要及时救治;重症者可致永久性功能障碍,需到医院进行专业救治;严重者可危及生命,需紧急抢救。

二、常见病因

（1）户外工作长期暴露在低温寒冷的环境中是造成冻伤的主要因素。

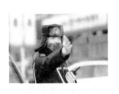（2）局部血液循环发生障碍,使热量减少。如执勤时长时间站立。

（3）冻伤与身体素质和当时的身体状况有关。如:疲劳、虚弱、紧张、饥饿、创伤等均可减弱人体对外界温度变化调节和适应能力,使局部热量减少。

三、常见症状

冻伤分为全身冻伤和局部冻伤两种。

（1）全身性冻伤可出现寒战、四肢发凉,体温逐渐下降,感觉麻木,神志模糊,反应迟钝,严重者可昏迷直至死亡。

（2）局部冻伤又分为三度。

Ⅰ度。损伤发生在表皮层,皮肤红肿充血,自觉热、痒、灼痛。如不继续受冻,症状数天后即可消失,不留瘢痕。

Ⅱ度。损伤达真皮层,除红肿充血外还有水泡,疼痛剧烈,感觉迟钝,1～2天后水泡可吸收,2～3周愈合,不留瘢痕。

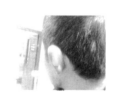

Ⅲ度。损伤达全皮层,严重者深达皮下组织、肌肉、骨骼,甚至整个肢体坏死。开始时皮肤变白,以后逐渐变成褐色直至黑色,组织坏死。坏死组织脱落后,可留有溃疡经久不愈。

四、预防与治疗

1. 预防

（1）做好防冻的宣传教育,提高思想认识,加强锻炼,增强体质,提高耐寒能力;有计划、循序渐进地组织耐寒锻炼,如组织爬山、跑步等,坚持冷水洗手、洗脸、洗脚和擦浴（应从热天开始）。

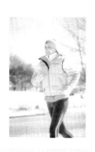

（2）掌握冻伤规律,抓住防冻重点。

① 容易发生冻伤的天气，主要是冷天和大风天，特别是气温骤变的天气。

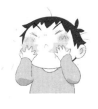

② 易冻部位，主要是身体暴露部位和肢体末端，如手、足、耳、鼻、颜面等。

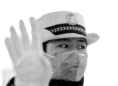

③ 易发生冻伤的时机，多在单独执勤、特别是在指挥交通时往往很少走动或站立不动。

（3）加强防冻保暖措施，入冬前维修门、窗、空调。衣着应温暖不透风，且松紧适度，鞋袜不能过紧。勤换鞋袜、鞋垫，尤其是"汗脚"的更应注意；勤活动手足，揉搓。

（4）积极改善伙食，饮食时间合理安排，间隔不宜太长，注意质量，并保证吃热食。

2. 治疗

早期治疗的目标是迅速恢复温度，防止进一步暴露在寒冷环境中。

（1）用衣物或用温热的手覆盖受冻的部位或其他身体表面使之保持适当温度。

（2）切记不可使用冰块擦拭冻僵的肢体，干热或缓慢复温，这都将进一步损伤组织。

（3）迅速复温是冻伤急救治疗的关键。快速复温方法是：用 40～42℃ 的恒温热水浸泡患处（冻僵患者可进行全身浸泡），在 15～30 分钟内体温迅速提高到接近正常的水平(浸泡至甲床潮红、肢体有温感为止)。复温后将患者卧床,患处包裹衣物、毛毯等保暖。

五、防冻"七勤六不要"

七勤:

勤行耐寒锻炼

勤备防寒物品

勤换鞋袜、鞋垫

勤用热水烫脚

勤活动手脚、揉搓面额

勤互相督促

勤交流防冻经验

六不要:

不要穿潮湿过紧的鞋袜

不要长时间静止不动

不要在无准备时单独外出

不要赤手接触低温金属

不要用火烤、雪搓或冷水浸泡受冻部位

不要酗酒

40

干眼

一、疾病简介

干眼症又称结膜干燥症,各种原因引起泪液的质和量或动力学的异常,导致泪膜不稳定和眼球表组织病变,并伴有眼部不适症状为特征的一类疾病,其发病与卫生条件和环境状态有关。

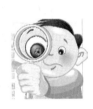

二、常见病因

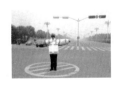

(1) 长期处于不良环境中。烟雾、紫外线、空气污染、空调和气候干燥,这些都可增加泪液的蒸发,从而导致眼睛干涩。

(2) 长期使用电子屏幕,眨眼减少。

(3) 对于泪腺功能降低的治疗不及时。

(4) 佩戴隐形眼镜会加速泪液的蒸发。

三、常见症状

(1) 眼部干涩感、异物感、烧灼感、刺痛感。

(2) 眼部痒感、畏光、眼红。

(3) 视物模糊、视物疲劳。

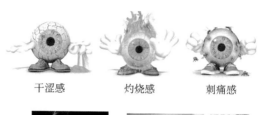

干涩感   灼烧感   刺痛感

    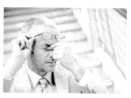

四、预防与治疗

1. 预防

（1）常备眼药水，定期补水增加眼睛湿润，维持功能正常。

（2）减少眼部疲劳，注意适当休息。

（3）减少直视监视器、显示屏的时间，尤其是在阳光直接照射的情况下。

（4）避免眼睛直接接触吹风机、热烘机、电风扇。

（5）冬季室内增设加湿器。

（6）少接触空调及烟尘环境等，戴太阳镜抵抗强大的紫外线；多风的日子戴眼镜。

（7）补充维生素 A、维生素 C、维生素 D，多吃豆制品、鱼、牛奶、核桃。

（8）积极改善工作和生活环境。

2. 治疗

出现症状时，及时至眼科进行专科治疗。

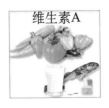

五、营养小贴士

维生素 A：维持眼角膜正常，增强在暗光中视物能力的作用。富含维生素 A 食物：动物性食品，如动物肝脏、蛋、奶、鱼肝油、黄油等；富含胡萝卜素食品，如胡萝卜、菠菜、莴苣叶、韭菜、空心菜、豌豆苗、苜蓿、南瓜、番茄、苋菜、枇杷、紫菜和青豆等。

维生素 B_2：维持视网膜和角膜的正常代谢。富含维生素 B_2 的食物：动物肝脏、心、肾、蛋黄、奶油和有色蔬菜。

维生素 C：是组成眼球晶状体的成分之一。富含维生素 C 的食物：新鲜的蔬菜和水果等，尤其以青椒、黄瓜、菜花、小白菜、鲜枣、生梨和橘子等含量最高。

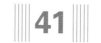

41

急性支气管炎、肺炎

一、疾病简介

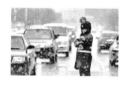

急性支气管炎是指感染、物理、化学、过敏等因素引起的气管-支气管黏膜的急性炎症，多见于寒冷季节或气候突变时。炎症未控制，侵及肺实质的炎症为肺炎，是呼吸系统的常见病，在我国发病率高，在各种死因中占第 5 位。

二、常见病因

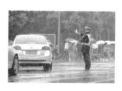

（1）长期户外工作，吸入过冷空气、粉尘、刺激性气体或烟雾。

（2）户外工作时受凉或淋雨。

（3）工作压力大，机体抵抗力下降。

三、常见症状

1. 急性支气管炎

（1）呼吸道感染症状。鼻塞、流清涕、咽痛、声音嘶哑等。

（2）咳嗽、咳痰。咽部发痒伴刺激性咳嗽，晨起或吸入冷空气、刺激性气体时加剧或诱发咳嗽,先为干咳,1～2 天咳少量黏液性痰,2～3 天后痰液由黏液性转为黏液脓性。

(3) 胸痛。咳嗽剧烈时伴胸骨后疼痛。

2. 肺炎

(1) 寒战、高热。体温可高达 39～40℃,伴有头痛、全身肌肉酸软、食欲缺乏。

(2) 咳嗽、咳痰。早期刺激性干咳,继而咳白色黏液痰或血丝痰,1～2 天后咳黏液血性痰、铁锈色痰、脓性痰。

(3) 胸痛。剧烈胸痛,呈针刺样,可向肩或腹部放射。

(4) 呼吸困难。肺实变致通气不足时可出现口唇发绀、气促。

(5) 少数有恶心呕吐、腹胀或腹泻等胃肠道症状。

四、预防与治疗

1. 预防

(1) 预防上呼吸道感染。

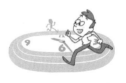

(2) 合理的体育锻炼,增强体质,增加机体免疫力:散步、慢跑、打太极拳等。

(3) 多做深呼吸、扩胸运动锻炼肺功能。

(4) 戒烟限酒,避免吸入刺激性粉尘及气体,外出时戴口罩。

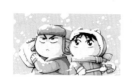

（5）天气变化时注意防寒保暖。

（6）补充营养，选择高蛋白、高碳水化合物，富含维生素 A、维生素 E 的低脂肪的食物：鲜鱼、瘦肉、牛羊肉、胡萝卜、西红柿、鸡蛋、苹果、香蕉、梨等。

2. 治疗

（1）及时就医。有发热，明显咳嗽、咳痰、胸痛时应及时前往医疗机构的呼吸科就诊。

（2）配合治疗。炎症的治疗需要患者积极配合，坚持完成治疗方案。

（3）加强营养，增加机体抗感染能力。

五、卧式呼吸操

（1）仰卧，两手握拳，肘关节屈伸 5～10 次，平静深呼吸 5～10 次。

（2）两臂交替向前上方伸出，自然呼吸 5～10 次；膝关节交替屈伸 5～10 次。

（3）两腿屈膝、双臂上举外展并深吸气，两臂放回体侧时呼气，做 5～10 次。

（4）先用鼻吸气一大口，然后用唇呈吹口哨状用力呼气，做 5～10 次。

（5）两腿屈膝，一手放在胸部，一手放在腹部，吸气时腹壁隆起，呼气时腹壁收缩，做 5～10 次。

42

慢性阻塞性肺疾病

一、疾病简介

慢性阻塞性肺疾病（COPD）简称慢阻肺是全世界范围内发病率和病死率最高的疾病之一，是一组以持续气流受限为特征的疾病。寒冷季节多发，呈进行性发展，严重影响患者的劳动能力和生活质量。但 COPD 也是一种可以预防和治疗的慢性气道炎症性疾病。

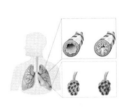

二、常见病因

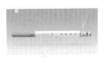

（1）吸烟是最为重要的发病因素。

（2）大气污染，吸入刺激性烟雾、汽车尾气等。

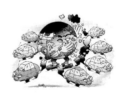

（3）长期户外工作，反复长期呼吸道感染。

三、常见症状

（1）慢性咳嗽，以晨间咳嗽为主，夜间有阵发性咳嗽或排痰。

（2）咳痰：一般为白色黏液样或泡沫样痰，伴发感染时可咳脓性痰。

（3）气短、喘息：早期在劳累时出现，以后逐渐加重以致日常活动甚至休息时也感到气短，部分患者出现喘息，多于寒冷季节加重。

四、预防与治疗

1. 预防

（1）戒烟，是早期干预的重要措施，在疾病的任何阶段戒烟都有益于防止 COPD 的进展。吸烟者的吸烟依赖性治疗包括家庭社会的支持和尼古丁替代疗法等。

（2）减少有害气体或有害颗粒的吸入，脱离粉尘、刺激性气体的污染环境，做好呼吸防护措施，戴口罩。

（3）预防感冒，避免呼吸道感染。

（4）坚持体育锻炼，增强体质，可以持之以恒进行呼吸功能锻炼，改善呼吸功能。缩唇呼吸：锻炼呼吸肌功能，增强呼吸肌的活动能力和协调能力，每日 3～4 次，每次 15～30 分钟。方法：① 取端坐位，双手扶膝盖。② 舌尖轻顶上腭，用鼻子慢慢吸气，默数 1～3。③ 舌尖自然放松，嘴唇撅起如吹口哨般，慢慢向前吹气，默数 1～6，维持吐气时间是吹气时间的 2 倍。

（5）饮食宜清淡，不宜过饱、过咸，慎食辛辣食物，少用海鲜及油煎品，以免刺激气道。

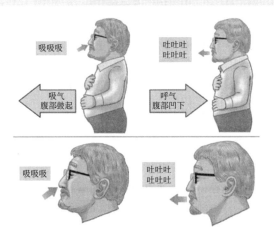

吸吸吸

吐吐吐
吐吐吐

吸气
腹部鼓起

呼气
腹部凹下

吸吸吸

吐吐吐
吐吐吐

（6）对高危因素人群定期进行肺功能监测，尽可能早期发现及时予以干预。

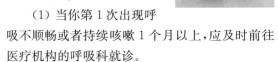

2. 治疗

（1）当你第 1 次出现呼吸不顺畅或者持续咳嗽 1 个月以上，应及时前往医疗机构的呼吸科就诊。

（2）当你存在如下 5 个问题中的 3 个以上，就应行肺功能检查。

① 是否经常咳嗽？

② 是否经常咳痰？

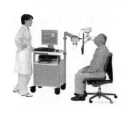

③ 是否比同龄人更容易发生气短？

④ 年龄是否超过 40 岁？

⑤ 现在是否吸烟或

者是曾经吸过烟？

（3）药物＋其他配合治疗（氧疗、肺康复治疗）。

（4）接种流感疫苗可以降低 COPD 患者出现严重疾病和病死率。

五、戒烟小妙招

（1）主动承诺戒烟。

（2）避免饮用含有咖啡因的咖啡、茶或可乐饮料——咖啡因与尼古丁有密切关系。

（3）避免到酒吧或参加宴会，避免与有烟瘾的人在一起。

（4）饮食要平衡简单，不要吃得太多。吃新鲜的水果、蔬菜或喝果汁。

（5）去除所有与烟草相关的装置，在戒烟前把所有的衣服和车洗干净。

（6）确保和争取同事、朋友和家庭的支持，以鼓励戒烟和保持戒烟状态。

（7）有强烈抽烟欲望时去沐浴一次，最好就是淋浴。

（8）在平日没有抽烟欲望的时候，寻求可以代替的办法，如吃糖果或者嚼口香糖。

（9）尽量保持轻松的情绪，精神愉快，避免过大的压力和紧张情绪。

43

前列腺炎

一、疾病简介

前列腺炎是 50 岁以下的男性最常见的泌尿系统疾病。由于感染所致的急慢性炎症，从而引起的全身或局部症状。患者出现盆骨区域疼痛或不适、排尿异常等症状。

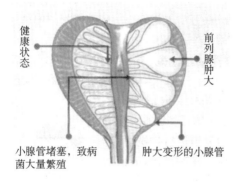

健康状态

前列腺肿大

小腺管堵塞，致病菌大量繁殖

肿大变形的小腺管

二、常见病因

（1）与吸烟、喝酒、进食辛辣食品有关。

（2）长期骑自行车引起前列腺长期充血。

（3）受凉、疲劳等导致机体免疫力下降。

（4）长期精神紧张。

三、常见症状

（1）疼痛或者不适应症状，主要表现在阴部、睾丸、小腹、后尿道、腰骶部、肛门、腹股沟、阴茎及龟头等部位。

（2）尿路症状：以尿频、尿不净、尿滴沥、尿痛、尿急、排尿困难、尿黄为多见。

（3）晨起或者大便时流出少许稀薄、乳白色、水样或者黏稠分泌物，或伴有遗精、早泄、性欲减退等功能下降等症状。

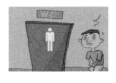

四、预防与治疗

1. 预防

（1）不要憋尿。憋尿会让膀胱过度充盈，压迫前列腺。冬天尤其不可憋夜尿。

（2）每天多饮水。通过排尿对尿道进行冲洗、促进前列腺分泌物排出，能预防前列腺感染。

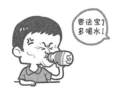

（3）戒烟酒和辛辣食物。烟酒和辛辣食品均对前列腺和尿道有刺激作用，还可引起前列腺和膀胱颈充血、水肿。

（4）尽量不要久坐，避免长时间打麻将、玩扑克、看电视等，伏案工作者需注意每隔一段时间要起身活动活动筋骨。骑自行车等骑跨动作，会对前列腺造成压迫，导致前列腺充血，因此应避免长时间骑车。

（5）局部保暖要到位，根据天气变化及时加衣，注意局部保暖，以保护前列腺。

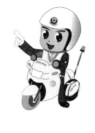

（6）节制性生活。性生活频繁会使前列腺长期处于充血状态，以至引起前列腺增大。

（7）保持会阴部清洁。坚持清洗会阴部是预防前列腺炎的一个重要环节，每次同房都坚持冲洗外生殖器。

（8）调节生活。应尽量不饮酒，少吃辣椒、生姜等辛辣刺激性强的食品。大便秘结可能加重前列腺坠胀的症状，所以平时宜多进食蔬菜水果，减少便秘的发生，必要时用麻仁丸类润肠通便的药物帮助排大便。

2. 治疗

（1）在家中自我按摩前列腺。

（2）温水沐浴缓解肌肉与前列腺紧张。

（3）病情严重者及时到泌尿外科就诊。

五、正确饮水小贴士

学会正确饮水，可以有效减缓局部疼痛，对疾病的治疗和康复都有一定的辅助作用，且可以很好地保护肾脏。建议大家每天要喝 6～8 杯水，总量在 2 000 ml 左右，一天中均匀分布饮水时间，白天两次饮水时间相隔不要超过 3 个小时，晚间睡前 1～2 个小时要补充 1 杯水。

44

前列腺增生

一、疾病简介

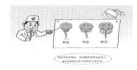

良性前列腺增生就是人们常说的前列腺肥大。前列腺增生会导致压迫膀胱颈部或尿道，引起下尿路梗阻。男性一般在 40 岁后开始发生前列腺增生的病理改变，50 岁后出现相关临床症状，80 岁以上患病者达到 80%～100%。

二、常见病因

（1）年龄的增大。

（2）饮水量少。

（3）不注意自己的饮食习惯，经常吸烟、酗酒、频繁地性交、劳累、喜辛辣等刺激性食物等。

（4）前列腺炎未彻底治愈，或尿道炎、膀胱炎、精阜炎等，使前列腺组织充血而增生肥大。

（5）缺乏体育锻炼，动脉易于发生粥样硬化，前列腺局部的血液循环不良。

三、常见症状

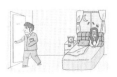

（1）尿频、尿急。尤其是夜尿次数增多。

（2）进行性排尿困难：起尿缓慢、排尿费力、尿线细小、排尿不尽等。

（3）疼痛、难以入眠、食欲缺乏、恶心、呕吐及贫血等症状。

（4）血尿：偶有大量出血。

四、预防与治疗

1. 预防

（1）保持清洁。男性的阴囊伸缩性大，容易藏污纳垢，局部细菌常会乘虚而入。坚持清洗会阴部是预防前列腺炎的一个重要环节。

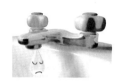

（2）防止受寒。秋冬季节天气寒冷，因此应该注意防寒保暖。预防感冒和上呼吸道感染的发生，不要久坐在凉石头上。

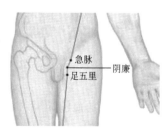

急脉
阴廉
足五里

（3）按摩保健。可以在临睡以前做自我按摩，以达到保健的目的。操作如下：取仰卧位，左脚伸直，左手放在神阙穴（肚脐）上，用中指、示指、无名指3指旋转，同时再用右手3指放在会阴穴部旋转按摩，一共100次。完毕换手做同样动作。

（4）建立良好的饮食习惯和性生活习惯，应该在早晨起来空腹喝白开水,可以预防便秘。

(5) 适当增加饮水量,每日饮水量不可少于 1 500 ml。

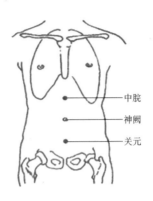

中脘

神阙

关元

2. 治疗

(1) 轻者可以不用药物治疗,只需要在平时的生活中进行密切观察。

(2) 急性期给予导尿术及药物治疗。

(3) 及时到泌尿外科就诊。

五、不能吃的食物

(1) 烟。香烟中的烟碱、焦油等有毒物质,可以毒害前列腺组织,影响前列腺的血液循环,也可以加重前列腺的充血。

(2) 酒。酒是一种有血管扩张作用的饮品,酒精扩张血管引起脏器充血也是明显的。

(3) 辛辣食品。辛辣刺激性食物会引起血管扩张和器官充血。

45

颈椎增生

一、疾病简介

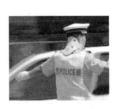

颈椎增生是指颈椎间盘的退行性病变及骨质增生压迫颈部脊髓或颈神经根的疾病。骨科专家认为，工作时长时间伏案、低头打字，极容易引起颈肌疲劳，时间久了就会引起颈椎损伤，久而久之在椎体边缘出现血肿并逐渐骨化形成骨刺，造成食管周围炎症或水肿，进食时有异物感，其特点是吞咽困难时轻时重，胸骨后可有烧灼痛。

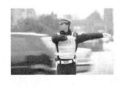

二、常见病因

（1）头颈部长期处于单一姿势位置。由于职业原因，工作时间长，头颈部长期朝一个方向旋转，造成颈后肌群、韧带等组织劳损，因而容易发病。

（2）长期户外工作，外界环境的风寒湿因素可以降低机体对疼痛的耐受力。风寒湿因素不仅是诱因，也可作为病因。

（3）饮食不规律、营养不均衡，缺钙增加了颈椎增生的风险。

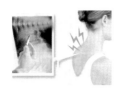

三、常见症状

（1）颈型。颈部疼痛、酸胀及沉重不适感，颈部肌肉紧张、僵硬感，有压痛。

（2）神经根型。压迫神经，可致手部活动不灵便。主要表现为引起颈枕部或颈肩部一阵一阵或持续不断地隐痛、剧痛或麻木。此外，还可出现上肢发沉、酸痛无力、握力减退、持物坠落等现象，甚至连笔也握不住，手拿其他东西也感到困难。

（3）椎动脉型。椎动脉受压，椎-基动脉系供血紊乱，导致大脑供血供氧不足。头痛、眩晕、记忆力减退，头转一侧，头晕加重，严重者出现恶心、呕吐伴脑梗死或脑萎缩。

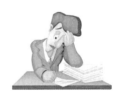

（4）脊髓型。大多数以慢性进行性四肢瘫痪为特征，下肢症状出现早，而且较重，主要表现为缓慢进行性的双下肢麻木、发冷、疼痛、僵硬发抖、步态不稳、笨拙及无力等。

（5）交感神经型。表现为头晕、偏正头痛、枕部疼痛、眼睑下垂、视物模糊、瞳孔散大或缩小甚至失明。眼窝肿痛、心跳加快、心动徐缓、心前区疼痛、肢体发冷及肢体、头颈、面部、发麻疼痛。

（6）食管型。由于颈椎前缘增生的骨质压迫了食管后壁所致。此型较少见，诊断要点如下。

① 中年以上年龄。

② 患者有咽喉不适、异物感、吞咽困难等症。

③ X线片显示有椎体前缘骨质增生。

四、预防与治疗

1. 预防

（1）经常做颈部锻炼，矫正不良姿势，以预防为主。锻炼最好在晨起和长时间低头工作后进行。

（2）注意睡觉姿势，以平卧最佳；侧卧或趴着睡，把胳膊压在头下，都会增加颈椎负担。

（3）睡觉时枕头要合适，在不影响睡眠习惯的情况下，尽量将枕头放低，并将颈部垫起，不要"高枕无忧"，枕头的适宜高度为 6～10 cm；枕芯填充物可选择荞麦壳、蒲绒、绿豆壳等。

不正确挑选合适您的枕头，有害健康睡眠

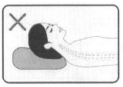

仰睡的时候，颈椎弧度不正确，引致颈肩疲累

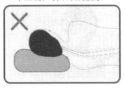

正确挑选合适您的枕头，健康睡眠第一步

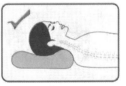

仰睡的时候，颈椎保持正确弧度

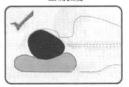

（4）防止颈部受风着凉。户外工作需要做好颈部的保暖防护；室内工作注意空调不能对着脖子吹，可以在办公室准备一件带领的外套。尽量防止颈部外伤，消除颈部慢性劳损的诱因。

（5）注意营养的均衡摄入，尤其是钙质的摄入。

2. 治疗

（1）要早期发现、早期诊断、妥善治疗，防止由轻型演变为重型。可及时于骨科、中医科、康复科等就诊。

（2）推荐一组颈椎增生的自我疗法。

① 一是先活动上肢，顺序是：先前后摆动甩手，之后前后旋转，再做上举，先低后高，先轻后重，先慢后快，以不痛为度，每日早晚各一次，每次30～50下。

② 二是进行头、颈部活动，顺序是：先前后10次，顺时针转动10次，逆时针转动10次，再左

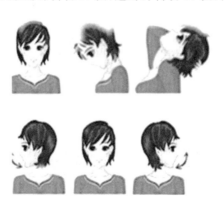

右各摆动 10 次，左右旋转各 10 次，再用双手从头顶部由上而下慢慢按摩数次即可结束，每早一次。

③ 活动头、颈部时最好闭目以防头晕。一般 3 个月左右即可见效。

46

腰椎间盘突出症

一、疾病简介

腰椎间盘突出症是腰椎间盘各部分（髓核、纤维环及软骨板）在不同程度退行病变后，又在外界因素作用下，致使纤维环破裂，髓核从破裂处突出，突出物刺激或压迫神经组织，从而使腰腿产生一系列疼痛、麻木、酸胀等临床症状。它是临床上常见的腰部疾病之一。本病多发于20～40岁，而且男性多于女性。其发病多与性别、年龄、职业特点、外伤史及受寒凉史有关。

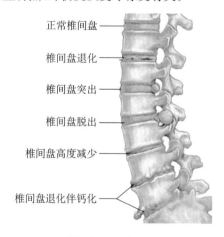

正常椎间盘

椎间盘退化

椎间盘突出

椎间盘脱出

椎间盘高度减少

椎间盘退化伴钙化

椎间盘常见病变

二、常见病因

（1）身高。男性超过 1.8 m，女性超过 1.7 m，肥胖时，腰椎间盘突出的发病率增加。

（2）职业因素。长期站立、负重，办公室伏案工作者、司机、从事弯腰劳动者。

（3）急性损伤。外伤可诱发椎间隙压力突然升高，可致髓核突出。常见的诱发因素有增加腹压、腰姿不正、突然负重、妊娠、受寒和受潮等。

（4）疾病：有些疾病会导致动脉粥样硬化加剧，影响腰椎间盘而导致椎间盘退变，最常见的如糖尿病。

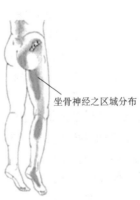

坐骨神经之区域分布

三、常见症状

（1）腰痛和一侧下肢放射痛：

① 放射痛沿坐骨神经传导,直达小腿外侧、足背或足趾。

② 咳嗽、喷嚏和排便等都可加重腰痛和放射痛。

③ 活动时疼痛加剧,休息后减轻。

(2) 脊柱活动受限,腰肌呈保护性紧张。

(3) 抬腿受限,并感到向小腿或足的放射痛。

四、预防与治疗

1. 预防

(1) 保持良好的生活习惯,防止腰腿受凉,防止过度劳累。

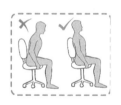

(2) 纠正坐姿。有靠背的椅子可以承担躯体的部分重力,使腰背肌肉处于相对松弛的状态,不加重腰椎周围韧带的负担,可减少劳损机会;坐椅子时,应注意尽量将腰背部贴紧椅背,工作时,应将椅子尽量拉向桌子,缩短桌椅间的距离;腰部靠有 3～5 cm 厚的依托物,使椎间盘内压力进一步降低。

(3) 纠正睡姿。睡姿应使头颈保持自然仰伸位,最好平卧于木板床。仰卧位起床时,先采取侧卧位,然后在双上肢的支撑下使躯干离开床面。

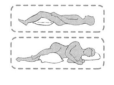

（4）长时间站立工作者，应适当使双臂上伸和做蹲体动作，这样可使腰部骨关节及肌肉得到调节，消除疲劳，延长腰肌耐力。

（5）经常需要长期站立者应学会"站立平腰保护法"，可以调节脊柱负重线，达到消除疼痛和疲劳的目的，即：轻轻收缩臀肌，双膝微弯，此时骨盆即转向前方，腹肌内收，腰椎生理前凸变平。

（6）提重物时不要弯腰，应该先蹲下拿到重物，然后慢慢起身，尽量做到不弯腰。

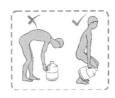

2. 治疗

腰椎间盘突出症急性发作时，立即卧于硬板床上，以解除体重、肌肉和外来负荷对椎间盘的压力，卧床的体位不受限制，但不得坐起和站立，然后转送骨科接受治疗。

五、"腰突"体操小贴士

（1）"双桥"练习：仰卧，双腿屈曲，双脚平放床上，腰部用力使身体离开床面。尽量弓起身体，保持平衡，保持 30 秒为 1 次。10 次/组，2～3 组/天。

（2）"背飞"练习：俯卧床上，手背后，双腿并拢，腰部用力，使头及腿同时远离床面。于最用力位置保持至力竭为 1 次，5～10 次/组，2～3 组/天。此练习主要锻炼腰背肌肌力。

（3）屈腿仰卧起坐：仰卧位，双腿屈髋屈膝，双脚平踩于床面，上身抬起，使肩胛骨离开床面。上身抬起不可过高，以免增加腰椎负荷。保持至力竭为1次，间歇5秒。5～10次/组，2～3组/天。此练习主要锻炼腹直肌和腹外斜肌。

（4）"空中自行车"练习：平卧，双腿抬起，在空中模拟骑自行车动作，动作要缓慢而用力。一般练习20～30次/组，2～4组/天。此练习主要锻炼腹肌及腰部的控制能力，同时可有效提高整个下肢的力量。

（5）俯卧4点支撑：俯卧于床上，双臂屈曲于胸前，用双肘部及双脚尖将身体支撑抬起，至身体成一直线。保持10～30秒为1次，间歇5秒。5～10次/组。2～3组/天。

47

缺铁性贫血

一、疾病简介

正常人每日造血需要 20～25 mg 的铁,人体的铁主要来源于食物。缺铁性贫血是指由于体内储存铁消耗殆尽,不能满足正常红细胞生成需要而发生的贫血。

正常人的血红细胞　贫血患者的血红细胞

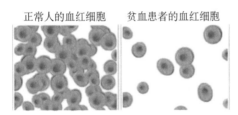

二、常见病因

(1)饮食不规律、营养不均衡、偏食造成铁摄入不足。

(2)胃肠道功能紊乱可导致机体对铁吸收障碍。

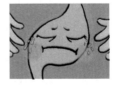

过度劳累、情绪紧张、生活和工作上的压力过大等均可干扰高级神经的正常活动,造成脑-肠轴的紊乱,进而引起胃肠道功能障碍。

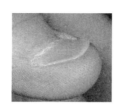

三、常见症状

（1）贫血症状。头晕、头痛、乏力、易倦、心悸、活动后气短、眼花、耳鸣。

（2）缺铁症状。口角炎、舌乳突萎缩、舌炎，严重的缺铁可有匙状指甲（反甲），食欲缺乏、恶心及便秘。

（3）异食癖是缺铁的特殊表现，患者常控制不住地仅进食一种"食物"，如冰块、黏土、淀粉等，铁剂治疗后可消失。

四、预防与治疗

1. 预防

（1）采用铁质炊具，对预防缺铁性贫血有益处。

（2）纠正不良的饮食行为，改变对长期偏食和素食的习惯。

（3）缺铁性贫血的饮食适宜的饮食。

① 高蛋白饮食。蛋白质是合成血红蛋白的原料，每日以 80 g 为宜，可选用动物肝脏、瘦肉类、蛋、奶及豆制品等优质蛋白质食物。

② 进食含铁丰富的食物。动物内脏、墨鱼、海蜇、虾米、蛋黄；芝麻、海带、黑木耳、紫菜、发菜、香菇、黄豆、黑豆、腐竹、红腐乳、芹菜、荠菜、大枣、葵花

子、核桃仁等植物性食品。

③ 富含维生素的食物,特别是 B 族维生素和维生素 C 对防治贫血有很好效果。

(4) 缺铁性贫血不适宜的饮食。

① 忌饮茶,尤其是忌饮浓茶,因茶中鞣酸可阻止铁的吸收。

② 适量脂肪摄入,每日 50 g 为宜。脂肪摄入过多会使消化吸收功能降低及抑制造血功能。

2. 治疗

(1) 应尽可能地去除导致缺铁的病因,及时就诊于血液内科,查明病因。

(2) 对于容易发生缺铁性贫血的人员给予预防性铁剂治疗。

五、缺铁自测小贴士

(1) 皮肤、黏膜、指甲、口唇等苍白或苍黄。

(2) 头发干枯、易落。

(3) 稍一运动就感到心悸、气短。

(4) 经常头晕、头痛、耳鸣、眼花、注意力不集中。

(5) 嗜睡,且睡眠质量不好。

(6) 食欲缺乏、食不知味,厌食、偏食,甚至异食症。

(7) 对于生育期妇女来说,经期时间短,一般少于 3 天,量少、色淡。

48

心理问题

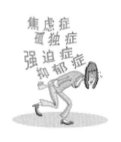

一、疾病简介

维护社会治安的警察们,由于其职业的特殊性,在生活和工作中也都会不同程度地存在着心理压力与危机。一旦心理压力得不到及时缓解、心理疾病未得到及时治疗,就有可能引发悲剧。

警察职业活动中,在大量的负性社会事件的作用下,产生较强烈的生理紧张与内心不平衡(内驱力)状态,容易产生心理问题。

二、常见病因

1. 外部刺激性因素

(1)警力严重不足,长期超负荷、大能量的工作导致民警心理失衡;

(2)职业本身的压力过大、社会关爱不足,导致民警心理失衡;

(3)警察面对诸如家属待业、经济来源较少、职级晋升慢等现实情况,当民警的付出与回报、期望出现反差、愿望未能实现或者困难长期得不到解决时,一些民警可能会失去心理平衡。

2. 主体心理方面因素

（1）客观现状如办公经费拮据、装备落后等，加重了警察的执法难度、风险及自我需要相对不满足而出现的心理压力。

（2）在面对现代社会强烈心理冲击的情况下，警察挫折承受能力、情绪稳定性、自我控制力等心理素质相对不足。

三、常见症状

（1）心理问题基本表征都集中地反映为情绪性障碍，即焦虑与恐惧。

（2）在执法活动中，较容易出现态度冷硬、行为粗

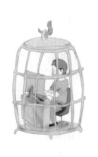

暴、冲动时开枪伤人、刑讯逼供等，甚至由于病态观念而产生政治上的不坚定。对理想与事业的冷漠，或进一步导致人格发展的偏离、人格障碍，以及心理问题与职业效能的恶性循环或者警察心理严重恶化（自我封闭、自杀倾向与极端的攻击性倾向）。

四、预防与治疗

1. 预防

（1）积极参加职业心理学知识的学习，参与

系统的心理训练如自信心、意志力、情绪稳定性、抗诱惑、心理承受能力、个性和谐塑造、人际交往策略等。

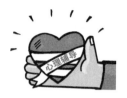

（2）排解心理压力最好的方法就是宣泄。当面对或处理某件危机事件后，积极参加有计划的、系统的心理辅导。

（3）进食富含色氨酸的食物时，与碳水化合物含量多的食物，如米饭、面食、蔬菜及水果一起食用，有助色氨酸消化、吸收和供大脑利用。

（4）经常食用鱼肉尤其是等富含 n - 3 脂肪酸的深海鱼，可消除焦虑紧张情绪、振奋精神。

（5）合理地安排生活、工作时间，正视自己的精力，凡事不要勉强。

2. 治疗

（1）普通心理问题，属于心理失衡范畴，可以心理咨询或运用心理平衡术得到适应性解决，可以在心理专业人员的辅导下进行，也可以由警察人员掌握后自我独自进行。

（2）严重的心理问题，即精神异常（心理障碍），需要由专业人员给予心理治疗来解决。

五、解压小贴士

（1）认清楚压力来源，消除认识上的盲目性和误区，多与人交流沟通。

（2）学会换角度看问题。

（3）做一些放松训练，如深呼吸、听轻缓的音乐、唱歌、到不会影响别人的地方喊几嗓子，哪怕是哭出来。

（4）多参加自己感兴趣的集体活动、体育运动，尽情宣泄一下，出一身汗，就轻松多了。

急性心肌梗死

一、疾病简介

急性心肌梗死(心梗)为冠心病严重类型。由于冠状动脉急性闭塞,使部分心肌因严重持久地缺血而发生局部坏死,临床上有剧烈而持久的胸骨后疼痛,即心绞痛。由于病情变化快、并发症多,病死率高。

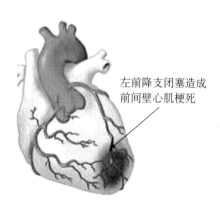

左前降支闭塞造成前间壁心肌梗死

二、常见病因

长期工作压力大、过度劳累等诱发因素。

三、常见症状

(1) 心前区疼痛为最先出现症状,多发生于清晨,疼痛部位和性质与心绞痛相同。但程度重,持续时间长,休息或硝酸甘油无效,可伴濒死感,少数人一开始就发生休克或急性心力衰竭。

（2）全身症状。发热、心动过速、白细胞计数增高和血沉增快等。发热多在疼痛发生后 24～48 小时后出现,体温多在 38℃ 左右。

（3）胃肠道症状：恶心,呕吐和上腹胀痛,重症者有呃逆。

四、预防与治疗

1. 预防

（1）健康指导。

① 戒烟,保持口腔卫生。

② 饮食原则：低脂、低盐、易消化半流饮食。少量多餐,禁忌烟酒和其他辛辣刺激性的食物。少食动物脂肪和含胆固醇较高的食物,以进食植物油为主,每天 25 g 左右。忌暴饮暴食。宜：少食多餐,以清淡、容易消化、富含维生素及蛋白质的食物为主。多吃新鲜蔬菜、瓜果、瘦肉、鱼类、豆制品等,少吃甜食。忌：肥肉、动物脂肪、动物内脏、蛋黄、海鲜等,不食过咸食物,不喝咖啡、浓茶。

③ 鼓励患者适当锻炼,每日根据自身的实际情况进行相应的活动,以不出现心悸、气短、乏力等症状为宜。

（2）日常生活指导。

① 绝对不搬抬过重的物品,因搬抬重物时需要弯腰屏气,容易诱发疾病的发作。

② 保持心境平和,愉快生活,不宜激动。

③ 不要在饱餐或饥饿的情况下洗澡,水温最好与体温相当;

④ 保持大便通畅,如有便秘者,用缓泻剂。

2. 治疗

（1）患者发病初期要卧床 3 天,以降低心肌氧耗量,要协助患者进食和生活护理。

（2）供氧可用鼻导管或面罩,一般流量为 2～4 L/min。

（3）遵医嘱用药,做好监测血压、动脉血氧饱和度,严密观察心电图的变化,发现心律失常和 ST - T 的变化时,应及时通知医生进行处理。

（4）必要时给予置入冠脉支架。

五、护理小贴士

（1）注意气候变化。

（2）告知患者识别心肌梗死的先兆症状,如患者出现病情加重,应及时去医院就诊。

（3）告知患者定期进行心电图、血糖、血脂的检查的重要性,坚持服药。

50

气胸

一、疾病简介

气体进入胸膜腔,造成积气状态,称为气胸。可以自发地发生,也可由于疾病、外伤等引起。气体通过胸壁、横膈、纵隔或脏层胸膜进入胸膜腔。

气胸的形成

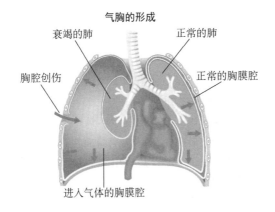

衰竭的肺
正常的肺
胸腔创伤
正常的胸膜腔
进入气体的胸膜腔

二、常见病因

（1）执勤时需要长时间连续吹哨子指挥交通,过于用力或过于频繁,会诱发自发性气胸,俗称"把肺吹破了"。

（2）剧烈运动,提重物

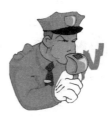

或上臂高举,举重运动等是气胸的诱发因素。

（3）呼吸道感染期间,剧烈咳嗽会导致气胸发生。

（4）排便习惯不良导致便秘,用力解大便时,肺泡内压力升高引起气胸。

（5）外伤气胸：常见各种胸部外伤,包括锐器刺伤及枪弹穿透伤肋骨,导致骨折端错位刺伤肺导致气胸。

三、常见症状

（1）突发性胸痛,常为针刺样或刀割样,持续时间很短暂。

（2）继之有胸闷和呼吸困难,并可有刺激性咳嗽,痰少。

（3）若积气量较大者或原来已有广泛肺部疾患,患者常不能平卧。

（4）表情紧张、常挣扎坐起,烦躁不安、冷汗。

（5）严重者常呈现脉搏细弱而快,血压下降、皮肤湿冷等休克状态,甚至出现意识不清、昏迷,若不及时抢救,往往引起死亡。

四、预防与治疗

1. 预防

（1）积极治疗肺部疾病。避免剧烈咳嗽,有咳嗽者需要注意止咳治疗。

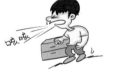

（2）戒烟。吸烟可能会加重肺气肿、肺大疱,诱发气胸发生。

（3）瘦高体型的男性需要注意避免剧烈活动。例如，突发性扭转身体、提重物、上臂高举、举重运动等。

（4）饮食：进食蔬菜，水果等易消化食物，避免便秘的发生。

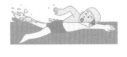

（5）进行有助于肺部功能的运动，如游泳、慢跑、自行车、登山等。

2. 治疗

（1）若不及时抢救可迅速死亡，需立即拨打"120"急救电话。

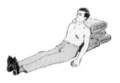

（2）立即让患者取半坐半卧位，不要过多移动，有条件的吸氧。家属和周围人员保持镇静。

五、呼吸锻炼小贴士

学会平静的腹式呼吸。

（1）坐于舒适的位置，思想集中，放松紧张的呼吸肌，一手按上腹部。

（2）呼吸从呼气开始，呼气时腹部下陷。再用手轻轻地按压上腹部以增加腹压，帮助横膈上抬，在吸气时，上腹部对抗该手所施加的压力而徐徐隆起。

（3）呼气时将嘴唇收缩成吹笛状，使气体通过缩窄的口形慢慢吹出，这样可使气道内的压力提高约 5 cm 水柱，避免了细支气管的过早闭塞。

51

烧伤

一、疾病简介

一般指热力,包括热液(水、汤、油等)、蒸气、高温气体、火焰、炽热金属液体或固体(如钢水、钢锭)等所引起的组织损害,主要指皮肤和(或)黏膜,严重者也可伤及皮下和(或)黏膜下组织,如肌肉、骨、关节甚至内脏。烫伤是由热液、蒸气等所引起的组织损伤,是热力烧伤的一种。

火灾现场存在各种不确定性的隐患,例如爆炸、烟熏等,都会造成消防员呼吸道灼伤、衣物被点燃,因此烫伤成为消防员常见伤害。

二、常见病因

(1)长时间滞留于高温环境内。

(2)烟雾、烟熏导致呼吸道、双眼的灼伤。

(3)火灾现场的突发爆炸。

(4)消防员在进行灭火战斗时穿着的专用服装,用来对其上下躯干、头颈、手臂、腿进行热防护,但防护服的防护范围不包括头部、手部和脚部。

三、常见症状

(1)Ⅰ°烧伤。又称为红斑性烧伤,局部干燥、疼痛、微肿而红,无水疱。3～5 天后,局部由红转淡褐色,表皮皱缩、脱落,露出红嫩光滑的上皮面而愈合。

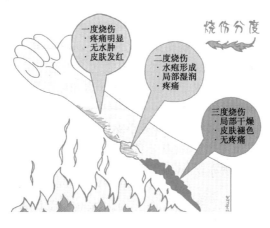

（2）Ⅱ°烧伤。

① 浅Ⅱ°烧伤。局部红肿明显,有大小不一的水疱形成,内含淡黄色（有时为淡红色）澄清液体或含有蛋白凝固的胶状物。将水疱剪破并掀开后,可见红润而潮湿的创面,质地较软,疼痛敏感。

② 深Ⅱ°烧伤。局部肿胀,表皮较白或棕黄,间或有较小的水疱。将坏死表皮去除后,创面微湿、微红或白中透红、红白相间,质较韧,感觉迟钝,温度降低。

（3）Ⅲ°烧伤。又称为焦痂性烧伤,局部苍白、无水疱,丧失知觉、发凉。质韧似皮革。

（4）Ⅳ°烧伤。皮肤及软组织呈黄褐色、焦黄或炭化、干瘪,丧失知觉,活动受限,须截肢（指）或皮瓣修复。

（5）呼吸道灼伤。

① 轻度烧伤在咽喉以上，表现为口、鼻、咽黏膜发白或脱落，充血水肿，分泌物增多，鼻毛烧焦并有刺激性咳嗽，吞咽困难或疼痛等。

② 中度。烧伤在支气管以上，出现声嘶和呼吸困难，早期痰液较稀薄，往往包含黑色炭粒，肺部偶有哮鸣或干啰音。经气管切开后严重呼吸困难往往可获改善。

③ 重度。烧伤深及小支气管，呼吸困难发生较早而且严重，往往不能因气管切开而改善，肺水肿出现亦较早，肺部呼吸音减低并有干湿啰音。

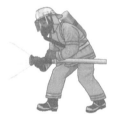

四、预防与应急处置

1. 预防

（1）正确使用防护工具，包括滤毒空气呼吸器、防化学腐蚀和高温的防护衣、有害气体报警器、护目镜等，确保人身安全。

（2）评估火灾现场隐患，避免意外伤害。

（3）避免长时间滞留在高温及烟雾环境下。

2. 应急处置

1）烧伤的现场急救

（1）首先把被沸液浸渍的衣服迅速脱下，若一时难以脱下时，就地慢滚到水龙头下或水池边，立

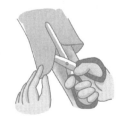

即将肢体用冷水冲淋或浸泡水中,以减轻疼痛和肿胀,降低温度,浸泡时间至少在 20 分钟以上,如果是身体躯干烧伤,无法用冷水浸泡时,则用冷毛巾冷敷患处。

(2)如果局部烧伤较脏和被污染时,可用肥皂水冲洗,但不能用力擦洗。

(3)患处冷却后,用灭菌纱布或干净的布巾覆盖包扎。包扎时要稍加压力,紧贴创面,不留空腔。

(4)烧后出现水泡破裂,又有脏物时,可用生理盐水或冷开水冲洗,并保护创面,包扎时范围要大些,防止污染伤口。

(5)注意:烫伤后不要用紫药水、红药水、消炎粉等药物。

2)身体各部位灼伤急救

(1)腰部以下灼伤急救:立即脱下被溶液浸过的裤

子,将腰部以下灼伤的部位在自来水管下冲淋或用冷湿毛巾冷敷患处,患处冷却后用净布巾或灭菌纱布覆盖包扎。

(2)上肢肘关节以下(肘关节以上)烧伤的急救:立即将伤肢肘关节以上在自来水管下冲淋或浸泡在冷水中,冲淋或浸泡患处冷却后用净布巾或灭菌纱布覆盖包扎。

注意:脱衣服(裤子)时要轻柔。

（3）腰部、臀部烧伤急救。立即将腰部、臀部在自来水管下冲淋或用冷湿毛巾冷敷患处，患处冷却后用净布巾或灭菌纱布覆盖包扎。

（4）呼吸道烫伤的抢救。立即用冰袋冷敷，口中也可含冰块，以收缩局部血管，减轻呼吸道梗阻，并迅速送医院作进一步抢救。

（5）眼睛烫伤的急救。立即将面部浸入冷水中，并做睁眼、闭眼活动，浸泡时间至少在 10 分钟以上。

3）其他烧伤急救

（1）化学烧伤急救。立即用大量清洁水冲洗至少 30 分钟以上，一方面可冲淡和清除残留的酸碱，另一方面作为冷疗的一种方式，可减轻疼痛，注意用水量应足够大，迅速将创面冲净。

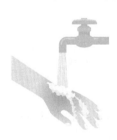

（2）电烧伤急救。切断电源，不可在未切断电源时去接触患者，以免自身被电击伤，同时进行人工呼吸、心外按压等处理，并及时转送至就近医院进一步处理。

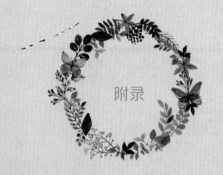

附录

大健康管理

目前,中国有了新的年龄段划分标准,45 岁以下为青年,45~59 岁为中年,60~74 为年轻的老人或老年前期,75~89 岁为老年,90 岁以上为长寿老年人。中国人的平均寿命较几十年前明显延长,但是一些慢性非传染性疾病的发病率也逐年增加,人的寿命虽然延长了,但是生活质量却呈下降趋势,尤其是进入中年以后。如何提高中国人的整体生活质量已经成为备受关注的社会问题。国家卫生健康委员会以提高全民健康水平为己任,联合各级地方政府推行了一系列健康促进活动,更进一步强调了疾病的早期预防,疾病的预防并非空喊口号,而是体现在公共健康管理和公共安全管理两大方面,其中,公共健康管理包括体检、慢性非传染性疾病的预防、灾害应对;公共安全管理包括食品安全、科学健身、用药安全和睡眠管理。以上健康目标的实现,除了依靠医务人员的辛勤劳作,还要求广大群众摒弃不健康的生活方式,"管住嘴、迈开腿、多读书、少上网",按照专业人员和专业书籍的指导按部就班地管理自己的健康。

健康体检

健康体检是在身体健康时主动到医院或专门的体检中心对整个身体进行检查,主要目的是通过检查发现是否有潜在的疾病,以便及时采取预防和治疗措施。许多自以为健康的中年人健康情况很不乐观,50％以上的中年人不同程度地患有各种慢性非传染性疾病,如糖尿病、高血压、高血脂等。对于健康体检的频率,每个人应该根据自己的年龄、性别、职业、身体状况、家族病史等制订健康体检计划。健康状况良好的青壮年:每1～2年检查一次,检查的重点项目是心、肺、肝、胆、胃等重要器官,以及血压等。体质较差尤其是患有高血压、冠心病、糖尿病、精神疾病和肿瘤等带有遗传倾向类疾病家族史的人,至少每年检查一次。中老年群体患各种慢性非传染性疾病的概率增加,健康体检的间隔时间应缩短至半年左右。特别是步入60岁的老年人,间隔时间应在3～4个月,检查项目由医生酌情决定,但每次都应检查血压、心电图、X线胸透片和血尿便常规。鉴于糖尿病的发病率近年来显著增高,中老年人尤其是肥胖或有高血压、冠心病病史者,每次应注意检查尿糖及血糖。如果有条件,最好每次都能由固定的医生主持检查,以便全面、系统地掌握受检者的健康状况,对受检者进行保健指导。已婚妇女除进行上述检查外,还应定期(至少每年1次)检查子宫和乳腺,以便早期发现妇女多发的宫颈癌和乳腺癌。

慢性非传染性疾病的预防

常见的慢性病主要有心脑血管疾病、癌症、糖尿病、慢性呼吸系统疾病,其中心脑血管疾病包含高血压、脑卒中和冠心病。慢性病的危害主要是造成脑、心、肾等重要脏器的损害，易造成伤残，影响劳动能力和生活质量，且医疗费用极其昂贵，增加了社会和家庭的经济负担。慢性病的发病原因 60% 起源于个体的不健康生活方式，吸烟，过量饮酒，身体活动不足，高盐、高脂等不健康饮食是慢性病发生、发展的主要行为危险因素。除此之外，还有遗传、医疗条件、社会条件和气候等因素的共同作用。保持健康的生活方式是预防慢性非传染性疾病的关键，"合理膳食、适量运动、戒烟限酒、心理平衡"是预防慢性病的十六字箴言。"十个网球"原则颠覆了我们以往的饮食习惯，使我们的饮食更加科学、量化、易于管理，每天食用的肉类不超过 1 个网球的大小、每天食用的主食相当于 2 个网球的大小、每天食用的水果要保证 3 个网球的大小、每天食用的蔬菜不少于 4 个网球的大小。"十个网球"原则已经成为新的健康饮食标准。此外，每天还要加"四个一"，即 1 个鸡蛋、1 斤牛奶、1 小把坚果及 1 块扑克牌大小的豆腐。

灾害应对

由于环境污染和人类不合理的开发，自然灾害发生的频率也呈现增加的趋势，地震、海啸、台风、泥石流、恶劣天气等每天都在世界各地轮番上演。自然灾害在给人类生产、生活造成不便外，也带来一系列公共卫生问题。一些传染病经常随着自然灾害的发生伺机蔓延，在抗震救灾的同时，卫生防护工作同样作为灾害应对的重点内容。国家卫生健康委员会每年都会发布各类灾害的公共卫生防护重点。比如，台风后的灾害防病要点为：清理受损的房屋特别是处理碎片时要格外小心；在碎片上走动时，需穿结实的鞋子或靴子，以及长袖衣服，并戴上口罩和手套；被暴露的钉子、金属或玻璃划伤时，应及时就医，正确处理伤口，根据需要注射破伤风针剂；不要生吃被掩埋和洪水浸泡过的食物；不要在密闭的避难所里使用木炭生火和使用燃油发电机，以免由于空气不流通导致一氧化碳中毒。此外，国家卫生健康委员会在全国自然灾害卫生应急指南中就每一种自然灾害都提出了相对应的卫生策略，其共同点是保护水源、食品的卫生，处理好排泄物，做好自身清洁防护工作。灾害无情，每个人参与其中，学会合理应对才能将损失降至最小。

食品安全

食品安全是目前全球关注的话题，因为食品安全是人类安身立命之本，食品不安全也是各种疾病的源头。不健康的饮食不仅会带来高血压、高血脂、糖尿病、肥胖等慢性病，还可能造成一些食源性疾病，包括食物中毒、肠道传染病、人畜共患传染病、寄生虫病等。关于食品安全，国家每年都会出台若干项食品安全标准，并将食品安全上升到立法的高度，形成了《中华人民共和国食品安全法》,严格规范食品添加剂的使用和食品的生产销售流程。作为一名中国公民,我们有责任履行《食品安全法》的规定,从自身做起,不购买、销售、食用存在安全风险的食品,坚持使用有正规渠道的食品,选择绿色健康食品,并非沉迷于宣传广告所说的"有机食品",形成正确的食品观;除此之外,我们每个人都有监督管理的权利和义务,发现市场上销售和使用安全隐患的食品后,我们可以向食品管理相关部门检举或者投诉,起到规范食品市场、服务公共食品安全的作用。

科学健身

最近两年一股健身热潮席卷全国,健身的本质是各种类型的体育锻炼,体育锻炼不仅有塑身美体的功能,最重要的是,通过体育锻炼可以达到防病治病的功效,尤其是对一些慢性非传染性疾病(高血压、高血脂、糖尿病等)的管理,也经常被用于一些疾病康复期的功能锻炼,如中风、冠心病、心衰等疾病。2018 年,国家以"健康中国行-科学健身"为主旨在多个省市举办了百余场不同主题的科学健身运动,目的是向全国人民传达正确的健身理念,促进大家形成科学的健身行为,真正起到强身健体的作用。国家卫生健康委员会推荐:每周运动不少于 3 次;进行累计至少150 分钟中等强度的有氧运动;每周累计至少 75分钟较大强度的有氧运动也能达到运动量;同等量的中等和较大强度有氧运动的相结合的运动也能满足日常身体活动量,每次有氧运动时间应当不少于 10 分钟,每周至少有 2 天进行所有主要肌群参与的抗阻力量练习。但是,老年人应当从事与自身体质相适应的运动,在重视有氧运动的同时,重视肌肉力量练习,适当进行平衡能力锻炼,强健肌肉、骨骼,预防跌倒。儿童和青少年每天累计至少 1 小时中等强度及以上的运动,培养终身运动的习惯,提高身体素质,掌握运动技能,鼓励大强度的运动;青少年应当每周参加至少 3 次有助于强健骨骼和肌肉的运动。此外,特殊人群(如婴幼儿、孕妇、慢病患者、残疾人等)应当在医生和运动专业人士的指导下进行运动。

用药安全

"有病乱投医,无病乱吃药"的现象可见于每个年龄段的人群中,尤其多见于老年群体。电视、电脑等各种媒体上为了经济效益鼓吹药品的功效,以保健瓶冒充药物夸大功效,甚至售卖假药,老年群体因为文化程度、理解能力或者急于求成的心理作祟,常常轻信谣言购买和使用假药。屡有新闻曝光老年人因使用广告药品而导致经济损失、身体功能受损,甚至是失去生命的案例。WHO 的一项调查表明,全球每年约有三分之一的患者死于不明原因的用药。仅 2012 年一年,国家药品不良反应监测网络共收到不良反应报道事件 120 多万份,其中中老年患者占 44%。随着老龄化的到来,中国老龄人口的比例逐渐增多,而如何规范老年合理用药是中国亟须攻克的重大难题。因为疾病和个体的差异，不同的药品适用于不同的疾病，在不同的个体中起作用，因此求新求贵的用药观念都是错误的，没有最好的药，只有最适合的药。用药的前提是医生对病情的整体判断，根据老年患者的需求确定或者更改用药方案，老年患者切不可根据自己的理解盲目选择或更改用药剂量。老年人用药的首要误区就是自行停药，尤其多见于高血压患者，造成的不良后果就是反跳性的血压升高，甚至脑血管的破裂。在用药原则上，专家推荐，用药种类尽量少，能用一种药物解决问题，尽量不同时使用多种；用药从小剂量开始；药物方案简单容易遵从；首选副作用小的药物。本原则适用于所有年龄段的群体。但是，专家进一步指出，用药方案每一个阶段的决策应该由专业的医生和药剂师来完成，而非用药者本人。

睡眠管理

睡眠占据人体生命周期的三分之一时间，睡眠的好坏直接关系到人体的生存质量。睡眠障碍是指睡眠量不正常以及睡眠中出现异常行为的表现，也是睡眠和觉醒正常节律性交替紊乱的表现。睡眠不好会对机体产生一系列的危害，导致各种代谢紊乱，如新陈代谢紊乱、躯体（各脏器）的提早衰竭、免疫功能下降、大脑功能减退、内分泌功能紊乱等。长期睡眠不好还会影响心理健康,进一步使机体不能有效地抵抗和战胜疾病尤其要关注老人和儿童的睡眠质量。除了药物的治疗,睡眠质量的提高可以通过生活方式的改善来实现。关于睡眠管理,2017年世界睡眠日的主题是"健康睡眠,远离慢病",国家卫生健康委员会官方网站发布了很多篇关于睡眠管理的专家意见,首先,给自己一个舒适的睡眠空间,床要舒服,卧室内最好悬挂遮光效果好的窗帘,同时把门窗密封工作做好,省得外面的噪声吵到您的休息;然后,冬天气候干燥,在卧室里放一个加湿器会对睡眠起到好的作用。床头边放上一杯水,万一夜里渴了也不用起来找水喝,免得困意全消;其次,睡前不要服用让中枢神经兴奋的药物,咖啡、浓茶、巧克力都是睡前不该选择的食物。也有人认为,喝点酒可以帮助睡眠,其实不然,不少人酒醉睡醒后感到自己浑身无力、头也昏沉沉的,正是酒精使睡眠质量下降了。除了药物和生活方式干预,保持心情舒畅,适当减压也是快速入睡、提高睡眠质量的关键。

身体是革命的本钱,在大健康管理的背景下,国家和政府将更多的精力投入到疾病院前的预防和管理上,促进健康、保持健康、追求健康已经不单单是个体的选择,这份参与和热情已经上升到爱国的高度,建设健康中国、健康城市、健康农村已然是国家的重大政策。尤其是在老龄化社会、亚健康人群增多的背景下,对于全民健康的促进和管理更是一场持久攻坚战。秉持积极投身公益、热心科普、服务社会、惠及民众的原则，上海市老年慢病科普团队以科普系列丛书的形式，以职业人群为划分点，关注公共健康管理和公共安全管理，向大众传播科普知识，期望能够帮助广大职业群体形成健康理念，改善健康行为，养成健康体魄，从而助力健康中国的伟大建设。

医院就诊先知道——看病挂号一览表

症状	挂号科室
眩晕	
头晕与头的位置改变有关,如躺下或翻身头晕	耳鼻喉科
站不稳,眼球乱转,甚至意识不清	神经内科
晕时脖子疼,伴有手脚麻痹症状	骨科
晕时心前区疼痛、心慌,心脏不适	心内科
用眼过度时头晕	眼科
面色苍白	血液科
头痛	
伴有眩晕、耳鸣,或者鼻塞、流涕	耳鼻喉科
一侧头痛,疲劳、紧张时加重	神经内科
外伤引起的头痛	神经外科
肚子疼	
右上腹和右下腹的急性腹痛	普外科
腹泻伴发热	肠道门诊
腹痛伴尿急、尿频、尿痛、血尿	泌尿科
女性,停经后发生急性腹痛	妇科
腹痛伴有反酸、呕吐、腹泻	消化内科
胸痛	
胸口或胸前疼痛,有压迫感,伴有心慌气短	心内科
因骨折等外伤所致,弯腰、侧弯时疼痛加剧	骨科
胸骨后、心脏部位有紧缩感,持续3~5分钟	心内科急诊/胸痛中心

症状	挂号科室
腿疼	
仅某一关节肿、疼	骨科
两侧关节疼同时发作，首发于近端指间关节，休息后加重	风湿免疫科
腿肚肿胀，按压更疼，走路疼，休息能缓解	血管外科/普外科
打呼噜	
睡觉打呼噜，偶尔"暂停"三五秒，甚至因喘不过气，突然被憋醒	呼吸科/耳鼻喉科
过敏皮肤瘙痒、出红疹	变态反应科/皮肤科
其他	
牙疼、牙龈发炎、肿痛	口腔科
牙疼＋脸疼＋鼻塞	耳鼻喉科
经常运动后牙疼	心内科
失眠、压力大、焦虑	精神心理科
睡不着、睡不香	睡眠中心/神经内科/心理科

体检小贴士

◇ 胃镜检查您知多少?
◇ 肠镜检查您知多少?
◇ 医学影像学检查您知多少?
◇ 生化检查您知多少?

◇ 胃镜检查您知多少?

一、什么是胃镜检查?

胃镜是一种医学检查方法,也是指这种检查使用的器具。胃镜检查能直接观察到被检查部位的真实情况,更可通过对可疑病变部位进行病理活检及细胞学检查,以进一步明确诊断,是上消化道病变的首选检查方法。它利用一条直径约1 cm的黑色塑胶包裹导光纤维的细长管子,前端装有内视镜由嘴中伸入受检者的食道→胃→十二指肠,借由光源器所发出的强光,经由导光纤维可使光转弯,让医生从另一端清楚地观察上消化道各部位的健康状况。必要时,可由胃镜上的小洞伸入夹子做切片检查。全程检查时间约10分钟,若做切片检查,则需20分钟左右。

二、哪些人需要做胃镜?

(1)有消化道症状者,如上腹部不适、胀、痛、反酸、吞咽不适、嗳气、呃逆及不明原因食欲不振、体重下降、贫血等。

(2)原因不明的急(慢)性上消化道出血,前者可行急诊胃镜。

(3)需随访的病变,如溃疡病、萎缩性胃炎、癌前病变、术后胃出血的症状。

(4)高危人群的普查:①胃癌、食管癌家族史;②胃癌、食管癌高发区。

三、哪些人不可以做胃镜?

（1）严重的心肺疾患,无法耐受内镜检查者。

（2）怀疑消化道穿孔等危重症者。

（3）患有精神疾病,不能配合内镜检查者。

（4）消化道急性炎症,尤其是腐蚀性炎症者。

（5）明显的胸腹主动脉瘤患者。

（6）脑卒中患者。

四、检查前的准备

（1）专科医生会评估后为您开具胃镜检查申请单和常规的血液生化免疫检验,遵医嘱停服如阿司匹林片等的抗凝药物。通常胃镜检查是安全的,但检查前医生将告诉您可能会出现的风险并签署知情同意书。

（2）检查前至少禁食、禁水8小时。水或食物在胃中易影响医生的诊断,且易引起受检者恶心呕吐。

（3）如果您预约在下午行胃镜检查,检查前一天晚餐吃少渣易消化的食物,晚8时以后,不进食物及饮料,禁止吸烟。当日禁早餐,禁水,因为即使饮少量的水,也可使胃黏膜颜色发生改变,影响诊断结果。

（4）如下午行胃镜检查,可在当日早8点前喝些糖水,但不能吃其他食物,中午禁午餐。

（5）糖尿病者行胃镜检查,需停服一次降糖药,并建议备好水果糖。高血压患者可以在检查前 3 小时将常规降压药以少量水服下，做胃镜前应测量血压。

（6）选择做无痛（静脉麻醉下）胃镜检查，需提前由麻醉师评估，签署麻醉知情同意书，检查当日家属陪同。

（7）如有假牙，应在检查之前取下，以防脱落发生意外。

（8）在检查前 3 分钟左右，医护人员会在受检者喉头喷麻醉剂予咽喉麻醉，可以使插镜顺利，减少咽喉反应。

五、检查时的注意事项

（1）检查当日着宽松衣服。

（2）左侧卧位侧身躺下，双腿微曲，头不能动，全身放松。

（3）胃镜至食管入口时要配合稍做吞咽动作，使其顺利通过咽部。胃镜在通过咽部时会有数秒疼痛、想呕吐，这是胃镜检查时较不舒服的时刻。

（4）当医生在做诊断时，不要做吞咽动作，而应改由鼻子吸气，口中缓缓吐气，不吞下口水，让其自然流到医护人员准备的弯盘内。

（5）在检查过程中如感觉疼痛不适，请向医护人员打个手势，不可抓住管子或发出声音。

六、检查后的注意事项

（1）胃镜检查后 2 小时禁食、禁水。若行活检者 2 小时后先进食水、温凉流质，逐步过渡到软饮食，2～3 天后恢复正常饮食，以减少对胃黏膜创伤面的摩擦。

（2）胃镜检查后有些人会有喉部不适或疼痛，往往是由于进镜时的擦伤，一般短时间内会好转，不必紧张，可用淡盐水含漱或含服喉片。

（3）注意观察有无活动性出血，如呕血、便血，有无腹痛、腹胀等不适，有异常时及时医院就诊。

（4）胃镜报告单检查结束后医生即时发出，病理报告单将在一周内发出。拿到胃镜和病理报告单后及时就医。

◇ 肠镜检查您知多少?

随着人们经济生活水平的极大提高,生活物资的极大丰富,高蛋白、高脂肪饮食几乎天天有,肥胖到处见。同时,办公室一族增多,缺少运动引起的肛肠疾病屡见不鲜。好在,当我们的生活条件改善的同时,我们的健康防护意识也在增强。一些较特殊的健康检查项目也逐渐为人们所接受,包括结肠镜检查。

一、什么是结肠镜检查?

结肠镜检查是将一条头端装有微型电子摄像机的肠镜,由肛门慢慢进入大肠,将大肠黏膜的图像同步显示在监视器上,以检查大肠部位的病变。近年来,随着科技的不断发展,新一代结肠镜的构造更加精密、功能更加强大,可以完成从检查到治疗的一系列操作。

结肠镜诊治过程中虽然会有些腹胀不适或轻微疼痛,大多数人都可以耐受。也有少部分人由于大肠走行的差异、腹腔粘连的存在以及患者痛觉比较敏感,或者镜下治疗需要的时间较长等因素,难以耐受结肠镜检查。对于这部分人群,可以通过静脉给药对患者实施麻醉、镇静、镇痛等处理,保证患者处于浅的睡眠状态或清醒而无痛苦的感觉中,完成结肠镜的诊治,这就是无痛肠镜技术。

二、肠镜检查有什么作用？

肠镜健康检查源于医学界对大肠癌（结直肠癌）及其癌前病变的认识，以及结肠镜检查技术的提高。结直肠癌是全世界仅次于肺癌的"癌症大户"，关键问题在于这种病的早期症状几乎难以察觉。许多肠癌在确诊时已到中晚期，治疗效果大打折扣。肠镜检查是目前发现肠道病变，包括良恶性肿瘤和癌前病变的最直观、最有效的方法。因此，肠镜检查目前作为诊断肠道疾病的"金标准"，运用越来越广泛。

三、哪些人需要做肠镜检查？

肠镜的适应证非常广泛，凡没有禁忌证且愿意进行肠镜检查的任何人都可以接受肠镜检查。通常情况下，结肠镜检查不会包含在常规体检项目中，即一个正常人不需要每年例行体检时做肠镜检查。对于每年常规体检的正常人，建议50岁开始增加肠镜检查项目。这里的正常人指：既往无任何疾病或无特别可能的高危因素者。但当您符合以下情况之一时请及时前往正规医院行结肠镜检查。

（1）原因不明的下消化道出血（黑便、血便）或粪潜血试验阳性者。

（2）大便性状改变（变细、变形），慢性腹泻、贫血、消瘦、腹痛原因未明者。

（3）低位肠梗阻或原因不明的腹部肿块，不能排除肠道病变者。

（4）慢性肠道炎症性疾病，需要定期结肠镜检查。

（5）钡剂灌肠或影像学检查发现异常，怀疑结肠肿瘤者。

（6）结肠癌手术后、结肠息肉术后复查及随访。

（7）医生评估后建议做结肠镜检查者。

四、哪些人不适合做结肠镜检查？

结肠镜检查不是任何人任何情况下都适合做的，一般而言，存在以下情况时暂时不适合接受结肠镜检查。

（1）有严重的心脏病、肺病、肝病、肾病及精神疾病等。

（2）怀疑有肠穿孔、腹膜炎者。

（3）有严重的凝血功能障碍或其他血液病。

（4）年龄太大及身体极度虚弱者。

（5）妊娠期可能会导致流产或早产。

（6）炎症性肠病急性活动期及肠道准备不充分者为相对禁忌证。

五、做肠镜前的准备

在做结肠镜之前是有很多注意事项的，不能吃什么，不能做什么需要了解，不然肠道准备不充分会影响检查结果。常规的检查前准备如下：

（1）专科医生会评估您需要和进行肠镜检

查,医生将为您开具肠镜检查申请单,和常规的血液生化免疫检验。通常结肠镜检查是安全的,但术前医生将告诉您可能会出现的风险并签署知情同意书。

（2）检查前 2 天不吃红色或多籽食物,如西瓜、西红柿、猕猴桃等,以免影响肠镜观察。检查前 1 天午餐、晚餐吃少渣半流质食物,如稀饭、面条,不要吃蔬菜、水果等多渣的食物和奶制品。

（3）检查前 4～6 小时冲服聚乙二醇电解质散溶液行肠道准备。如您预约在下午行肠镜检查,检查前日可少渣饮食,当日早餐禁食,上午8～10 时冲服聚乙二醇电解质散溶液行肠道准备。中午中餐禁食。

（4）聚乙二醇电解质散溶液配置和口服方法:目前临床上常用的聚乙二醇电解质散有舒泰清、恒康正清等。取 2～3 盒(由医生根据您的体重等因素确定用量)放入 3 000 ml(约普通热水瓶两水瓶)温开水的容器中搅拌均匀,凉至 45～50 ℃后,每 10 分钟服用 250 ml,2 小时内服完。如有严重腹胀或不适,可减慢服用速度或暂停服用,待症状消失后再继续服用,直至排出清水样便。如果无法耐受一次性大剂量聚乙二醇清肠时,可采用分次服用方法,即一半剂量在肠道检查前一日晚上服用,另一半剂量在肠道检查当日提前 4～6 小时服用。另外,服用清肠溶液时可采取一些技巧促进排便,避免腹胀和呕吐:①服用速度不宜过快;②服药期间一定要来回走动(基本按照每喝 100 ml 走 100 步的标准来走动）；③轻柔腹部，这样可以促进肠道蠕动，加快排便；④如对药物的味道难以忍受，可以适时咀嚼薄荷口香糖。

（5）肠镜检查前可服用高血压药，糖尿病药物检查前可停服一次，阿司匹林、华法林等药物至少停药 3～5 天以上才能做检查，其他药物视病情而定并由医生决定。

（6）检查前请带好您的病历资料、原肠镜检查报告等，以方便检查医生了解和对比病情的变化。检查前请妥善保管好您自己的贵重物品。

（7）选择无痛肠镜检查时需要提前行麻醉评估，麻醉师评估符合无痛检查者须签署麻醉知情同意书，检查当日须有家属陪同。

（8）检查当日准备好现金或银行卡，肠镜检查可能附加无痛麻醉、病理活检等诊治项目需另行记账或缴费。

六、肠镜检查痛苦吗？

很多人都觉得做肠镜检查会非常的痛苦，但是随着现代内镜设备的飞速发展和内镜检查技术的日益成熟，大多数人可以较好地耐受结肠镜检查，可能会感到轻微腹胀，但不会感到明显的疼痛。对疼痛比较敏感者，可以考虑选择无痛结肠镜检查，麻醉师在检查前给您注射短效静脉麻醉药，让您在没有疼痛的状态下接受检查。

七、肠镜检查过程中的注意事项？

如果您选择的无痛结肠镜检查，您将会在麻醉没有疼痛的状态下完成肠镜检查。当您选择普通肠镜检查时，心理上不要太紧张，大多数人都能耐受检查的，检查时有任何不适可与医生进行交流。

护士会让您在检查台上左侧卧位、环曲双腿，请尽量放松全身和肛门部，做好缓慢呼吸动作，配合肠镜的插入。肠镜插入和转弯时可能有排便感、腹痛感、牵拉感，为使肠管扩开便于观察，医生要经肠镜注入空气或二氧化碳气体，您会感到腹胀，这时医生也会告诉您改变体位来配合完成检查。

肠镜检查进镜时间为 2～15 分钟，退镜时间要求至少 8 分钟以上。检查过程中医生如发现息肉等病变将会为您做活检做切片病理检查，钳夹时不会有疼痛感。

八、结肠镜检查后的注意事项

（1）肠镜检查后可能会出现腹胀、腹鸣、肛门不适等，一般休息片刻，注入的二氧化碳气体会经肠管吸收或经肛门排气后会自然好转。

（2）肠镜检查后若无腹部不适可吃少量软小点心和巧克力等，检查后当日进流质或半流质饮食，忌食生、冷、硬和刺激性的食物，不要饮酒。

（3）无痛肠镜检查后可能出现头昏、乏力、恶心或呕吐等表现请及时告知医生，留观 1～2 小时好转后方可离院。当日应在家休息，24 小时内不得驾驶汽车、电动车、攀高、运动等。

（4）少数如出现较剧的腹痛应在院观察、禁食、补液，通常肛门排气数小时后会好转。如检查结束回家后出现腹痛加剧、便血、发热等异常情况，请及时来院就诊。

（5）肠镜报告单检查结束后医生即时发出，病理报告单将在一周内发出。拿到肠镜和病理报告单后及时就医。

◇ 医学影像学检查您知多少？

随着计算机技术的飞速发展，传统的放射科已发展成为当今的医学影像科，大体上包括 X 线、CT、磁共振、DSA、超声、核医学。其中 X 线、超声检查作为中华医学会健康管理学分会依据《健康体检基本项目专家共识(2014)》列出的体检"必选项目"和 CT、磁共振等检查在临床上越来越普及。但这些项目检查结果的真实性会受到各种因素的干扰，因此了解影像学各种常规检查的注意事项，可避免这些不利因素影响检查结果的准确性。

一、普通放射检查

（1）X 线具有一定的辐射效应，孕妇慎做检查，请在医生指导下合理选择。

（2）在您付费后需到放射科登记窗口登记，一般无需预约当日即可检查。

（3）检查前需去除检查部位的金属、高密度饰品、橡筋、印花、膏药等物品，穿着棉质内衣（女性做胸部检查需脱去胸罩），避免干扰图像质量，影响诊断结果。

二、CT 检查

（1）在您付费后前往放射科登记窗口登记，有时候需要预约，不能当天检查。

（2）怀孕期间，禁止 CT 检查。

（3）检查前去除需要检查部位的外来金属物。① 检查头部：去除发夹、项链、耳环、活动假牙等。② 检查胸部：去除项链（包括金属、玉石挂件等），带有钢丝的胸罩，金属纽扣、拉链、口袋内钥匙、硬币等。③ 检查腹部：去除皮带、拉链、钥匙和硬币等。

（4）行上腹部 CT 检查需空腹，并于检查前口服水约 800 ml，目的是充分显示胃肠道，区分与其相邻的解剖结构关系（急诊及外伤病员除外）。下腹部、盆腔 CT 检查需依具体检查项目由医生告知是否空腹。检查当日按医生要求口服含造影剂的水，不能排尿，膀胱需储中等量尿量，尿液充盈后请告知医护人员安排检查。

（5）CT 检查被检查者要与检查者密切配合，听从指令，如平静呼吸、屏气等。

（6）如需增强扫描请告知医生您的过敏史既往疾病史，严重心、肝、肾功能不全、严重甲状腺功能亢进和碘剂过敏者为增强扫描的禁忌证。检查需家属陪同，并签署增强扫描知情同意书。

三、磁共振检查

（1）在您付费后前往放射科登记窗口登记，需要预约，不能当天检查。

（2）体内有磁铁类物质者，如装有心脏起搏器（特殊型号除外）、冠脉支架、颅内动脉瘤夹、电子耳蜗以及高热的患者，以及孕三个月内的孕妇禁止做磁共振。

（3）装有助听器、胰岛素泵、动态心电图的患者，检查之前应去除。

（4）上腹部磁共振检查前应禁食禁水至少8小时。

（5）磁共振检查前应去除身上铁磁性物品及电子产品，如手机、硬币、钥匙、打火机、手表、活动性假牙、牙托、发夹、发胶、假发、接发、眼镜、拉链、首饰以及各种磁卡、存折等，如无法去除，请及时向医护人员说明。

（6）女性检查前请先去除胸罩，检查盆腔请先除去节育环。

四、B超

B型超声检查的范围很广，不同的检查部位，检查前的准备亦不同。

（1）腹部检查：包括肝、胆、胰、脾及腹腔等。检查前一天晚餐要以清淡为主，晚餐后就不可以吃东西。当天检查不可以喝水，要保证检查时在空腹状体下完成。

（2）妇科检查：应该饮水憋尿，当膀胱充盈后，挤开肠管，让超声更好的穿透到盆腔，清晰的显示子宫及卵巢的正常与异常。

（3）泌尿系检查：应该多饮水，当膀胱充盈后，内部的结石、肿瘤、息肉等，即能更好地显示。

（4）体表肿物及病变：可以即时检查，一般无特殊准备。

（5）心脏及四肢血管检查，亦无须准备。

◇ 生化检查您知多少?

生化全套检查是指用生物或化学的方法来对人体进行身体检查。生化全套检查的内容包括:肝功能、血脂、血糖、肾功能、尿酸、乳酸脱氢酶、肌酸激酶等。用于常规体检普查,或疾病的筛查和确证试验。

一、影响检验结果准确性的因素

(1)年龄和性别:年龄和性别对检查结果的影响相对表现为长期性效应。有些检查项目的参考范围按年龄(新生儿、儿童期至青春期、成人和老年人)进行分组。

(2)性别:由于男女生理上天然不同,有些检查项目如红细胞计数、血红蛋白、血清蛋白、肌酐、尿素、胆固醇等,男性都高于女性。

(3)生物变异:主要包括体位、运动、饮食、精神紧张程度、昼夜更替、睡眠与觉醒状态等变化。例如,血清钾在上午 8 时浓度为 5.4 mmol/L,在下午 2 时可降为 4.3 mmol/L,等等。因此,有些项目的检查,对标本采集时间有严格要求。居住在高原地区的人,血红细胞计数、血红蛋白浓度都要高;居住在含钙、镁盐类较多地区的人,血胆固醇、三酰甘油浓度增高。人体许多物种浓度可随季节发生变化,夏季血液三酰甘油浓度可增加 10%。感受冷热和精神紧张也可引起血中许多物质浓度改变。

（4）饮食习惯：进食不久就立即采血检查，学糖、血脂会明显增高，高脂血标本可影响许多物质的检查结果，因此有许多检查项目，均要求前一天晚上8时后禁食。喝咖啡或喝茶可使血糖浓度明显增高，长期饮用使血清三酰甘油增高，咖啡因有利尿作用，可使尿中红细胞、上皮细胞等排出增多。进食麦麸等可阻止肠道吸收胆固醇、三酰甘油，进食多纤维食物使血胆固醇浓度减低。高蛋白饮食使尿素氮浓度成倍增高，高脂肪饮食使血总脂肪增高。长期素食者，血低密度脂蛋白、极低密度脂蛋白、胆固醇和三酰甘油浓度仅为荤素混合食谱者的2/3，而胆红素浓度较高。减肥者因禁食不当，血糖和胰岛素减低，而胰高血糖素和血酮体可明显增高。轻度酒醉时，血糖浓度可增加 20%～50%，常见发生低血糖、酮血症及三酰甘油增高；慢性酒精中毒可使血清谷丙转氨酶等活性增高。每吸入1支烟，在10分钟内血糖浓度就可增加 0.56 mmol/L，并可持续1小时之久；胆固醇、三酰甘油、红细胞计数和白细胞计数都增高。

（5）运动影响：运动对检查结果的影响程度，与运动强度和时间长短有关。轻度运动时，血清胆固醇、三酰甘油浓度可减低并持续数天；步行5分钟，血清肌酸激酶等活性轻度增高；中度运动时，血葡萄糖浓度增高；剧烈运动时，血三酰甘油浓度明显减低。

（6）采血部位：从卧位到直立时，血液相对浓缩,谷丙转氨酶等活性增高 5%,胆固醇浓度增高 7%,三酰甘油浓度增高 6%。

(7) 标本送检时间:大多数生化检查项目从采集到检验的时间要求越短越好,最好在 1 小时内。

(8) 用药情况:药物对检验结果的影响是多方面的。例如,青霉素、地高辛等药物使体内肌酸激酶等活性增高,维生素 A、维生素 D 可使胆固醇升高,利尿剂常引起血清钾、钠浓度出现变化。

二、生化检查前准备

一般而言无论您是门诊就医或是参加健康体检行生化检查,都应遵照医嘱,控制食物、药物等各种相关的干扰因素,在采集标本前还应告知医生有关自己的饮食、用药等情况,不要心理假定医生会知道每种可能的情况。只有您与医生双方共同努力,才能保证检查结果的准确性。

(1) 需要空腹:生化检查前保持空腹,最好在前一天晚上 8 时后不再进食,第二天早上不吃早饭直接进行抽血生化检查。

(2) 不可饮酒:酒精会影响到部分化学反应,导致检查结果错误,在生化检查前一定不饮酒。

(3) 检查前不可过量运动:抽血前 2~3 天建议不要做过猛的健身运动,大量运动会导致机体的转氨酶等含量变化,导致检查结果不准确。因此建议在生化检查前 2 天起保持常态活动量,不在剧烈活动后检查。

（4）**药物干扰**：由于药物对检验结果的各种影响，建议您在抽血前 2～3 天内咨询医生，在其指导下调整用药。

（5）**控制饮食**：不同的检验项目要问清医生，区别对待。大多数生化检查项目都要禁食 12 小时，禁水 8 小时，如果检测餐后血糖，则一定要吃饭后再做检查。血脂检查之前建议不要吃含油脂过高的食物，如荷包蛋、排骨汤等。

（6）**抽血检查当天**，不要穿袖口过小、过紧的衣服，以避免抽血时衣袖卷不上来或抽血后衣袖过紧，引起手臂血管血肿。